忙しい人のための
代謝学

ミトコンドリアがわかれば
代謝がわかる

著
田中文彦

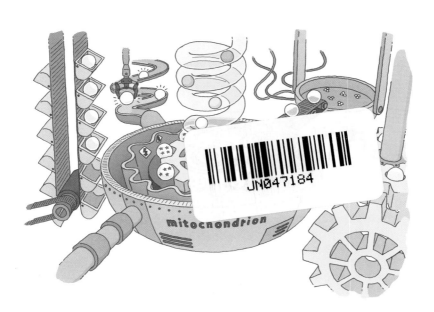

mitocnondrion

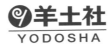
羊土社
YODOSHA

はじめに

　私はいろいろな病院で優秀な研修医の先生をはじめ若手の先生方とお話しする機会が増えてきましたが、気になることが一つあります。医師は人間の体というれっきとした動物を扱う専門職であるにもかかわらず、ある分野の基本的な生物学の知識が全く高校生レベルにとどまっているということが度々ありました。

　それはミトコンドリアが関与する生化学の分野ですが、例えば自分は糖尿病の専門医になりたいと希望している若手医師の方に解糖系のことを聞くと、「グルコースがピルビン酸になること」と、高校生と同じことしか言えないというようなことがあったのです。糖尿病や代謝疾患を専門にしようと志した若手医師でさえそのありさまですから、他の分野をきわめようとする医師の方々に至っては言うまでもありません。皆さんはグルコースの欠乏状態でグリコーゲンや中性脂肪がどのようにエネルギー代謝をバックアップしているか答えられるでしょうか。

　これは若手医師の方々が不勉強である、あるいは学生時代に不勉強であったということを言っているのではありません。医学研究の進歩があまりにも早すぎたために、医学部の教科内容が高校生物の段階をずっと超えて、遠い遠いはるか先の彼方へ行ってしまったからなのです。高校生物を修了して医学部に進学してきた学生にとって、やっと数を数えられるようになったばかりの子どもが九九演算も知らないまま、因数分解や微分積分を学習させられるような状況かもしれません。さらに悪いことに、医学部で教鞭をとられる教員の方々にしてもご自身の学生時代は同様だったはずです。高校生物の終着点と現代医学の最前線のギャップがあまりにも大きく、自分も学習しなかったこと、教えて貰えなかったことを、次の世代に学習さ

せられない、教えてあげられない、しかも自分は医学の最前線で研究の成果を上げたことで医学部教員に抜擢されたわけだから、高校生物と現代医学の狭間の部分をどのように教えてよいかわからない、そういう悪循環はたぶん私が医学部学生だった頃からすでにはじまっていた構造的な問題なのだろうと思います。

　私は生化学が専門ではありません。医学部卒業後7年間は小児科や産科で特に周産期医療に従事しました。それから30年以上は病理診断を仕事にしてきました。しかし幸いなことに、私は学生時代にハーパーの生化学の原書を一気に読んで生化学にはずっと興味をもち続けてきました。素人なりに生化学を学んできたのです。素人なりに広く浅く（薄っぺらく）興味をもっていると、周産期医療をやっていても、病理診断をやっていても、生化学こそ医学の基本だと思えるようになりました。生化学、それも人間はどうして動けるのかというエネルギー代謝の視点が大事なのです。この視点をもたないとたいへんな過ちに陥る恐れがあります。例えば中性脂肪を減らすために油っこい食事をやめるだけでは不充分です。

　私は10年以上、臨床検査技師の学生を教える立場にもいました。私はそこで病理学と一緒に、エネルギー代謝を中心にした基本的な生化学の講義をしてきました。昔の卒業生が何人も、あの講義のお陰で生化学が理解できたと言ってくれますが、素人なりに広くまとめた生化学の講義だったからこそ、学生たちには理解しやすかったのかもしれません。

　そこで最近の優秀な研修医の先生方や医学生にもそれと同じ内容の講義をしてあげたいという思いで書いたのがこの本です。何しろ他の勉強も忙しい人たちのことですから、1日か2日のうちに一気に読めるような本、また手元に置いておけば将来何かにつけて見直すこともできる本、そんな都合のよい本にするつもりで書いてみました。素晴らしい業績のある教員の先生方は、医学の最前線の講義をされながらも、その内容が高校生物の知

識とどのような接点をもっているのかを意識しながら、さらに素晴らしい講義にするための一助にしていただけたら幸いです。

　また本書は必ずしも医療・生物学の専門家や専攻学生だけのためのものでなく、高校生物の教科書やテレビの科学番組などの知識に物足りなさを感じている一般の方々にも読んでいただけるよう、なるべく難しい専門用語を避けて平易な言葉で解説するよう心掛けました。どうぞ手にとっておもしろそうだと感じたら、さっき食べたものは今頃どうなっているだろうなどと、具体的にご自分の体の内部に思いを巡らせながら読んでいただければ幸いです。

田中文彦

忙しい人のための

代 謝 学

ミトコンドリアがわかれば代謝がわかる

CONTENTS

CONTENTS

目次概略　本書で扱うミトコンドリアの働き

白丸数字は各章と対応している。

［カバーイラスト］

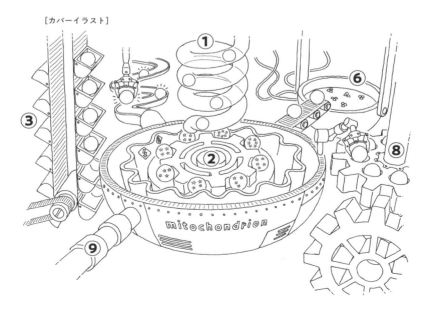

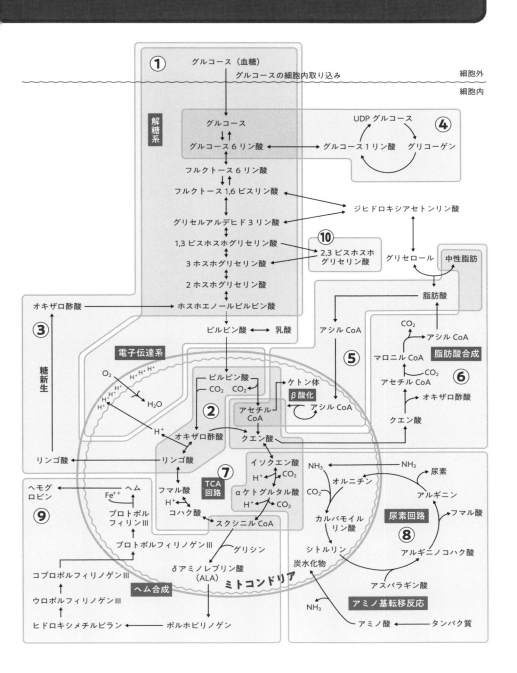

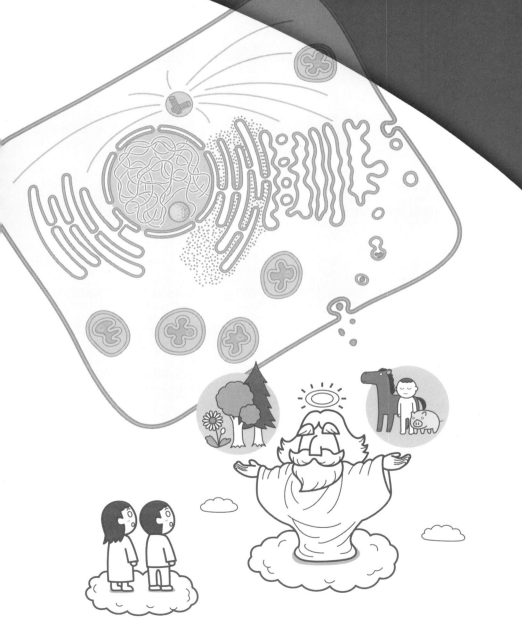

もし生まれ変われたら

　人間はもちろん動物ですが、もし次の世にもう一度生まれ変わってもよいと神様から許されたら、**あなたは動物と植物、どちらに生まれ変わりたいですか**。

　ずいぶんいろいろな人に聞いてみましたが、9割以上の人が次の世も動物に生まれ変わりたいと答えました。動物はどこへでも動き回って好きなことができ、植物より自由でよいと思うからでしょう。確かにそれも一理あります。動物は動ける（can move）と捉えると、地面に縛りつけられている植物よりもずっと好ましいように見えますが、でも動物は動かなくてはいけない（must moveまたはshould move）と捉えると、大地にずっしり根を張っているだけで生きていける植物よりも厳しい生き方にも見えませんか。

　動かなくてもよい植物と、生きるために動き続けなければいけない動物、本書を読む前にちょっとこのように考え方を変えてみてください。

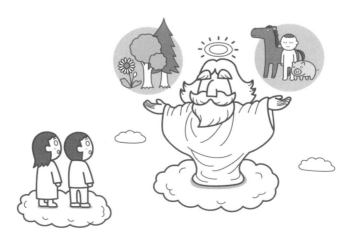

植物と動物の本質

　さて生物学的には、動物は動かなければ生きていけない生きものです。動物が動くのをやめてしまったら餌をとることができずに餓死してしまいます。**植物**はなぜ動かなくても餓死しないかというと、もう皆さんご承知でしょうが、植物は太陽の光が降り注ぐ場所で雨水を吸い上げることができれば、光合成と炭酸同化作用で生きていけるのです。簡単に言いきってしまうと、植物は光化学反応で水を水素イオンと酸素に分解し、酸素は不要なので大気中へ放出し、水素イオンで発生させたエネルギーを使って大気中の二酸化炭素から炭水化物を合成します。

　つまり植物が生きることによって、地球上では次のような反応が進行しています。これは水の分子から酸素を奪いとるので還元反応になります（図1-1）。酸化還元反応については後述します。

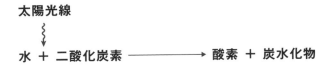

動物はこの逆で、植物が蓄えた炭水化物（デンプン）を探し回ってこれを食べ、植物が放出した酸素を吸って体内で炭水化物を酸化させることで生きるためのエネルギーを産生しています。動物はつくり出したエネルギーで筋肉を収縮させて動き回り、食べものを探さなければいけません。動物が生きるための反応は以下のように集約されます（図1-2）。

　　炭水化物 ＋ 酸素 ━━━━━━━━▶ 二酸化炭素 ＋ 水

①酸化酵素（オキシダーゼ）

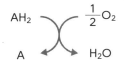

基質から奪った水素の受容体として酸素を利用する。
H_2O_2（過酸化水素）を生じるものもある

②脱水素酵素（デヒドロゲナーゼ）

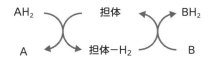

基質から水素運搬体（担体）を介して、他の基質へ水素を転移する。奪った水素を電子伝達系（後述）に送る反応にも関与する

いずれも基質から水素が奪われるのが**酸化反応**、水素が供与されるのが**還元反応**である

図1-1　生体内のエネルギー代謝に関与する主な酸化還元反応

化学的には酸化反応は電子（e^-）を奪う反応と定義されるが、生物学的には水素（H^+）を奪う反応と考えるのが理解しやすく、生体内では主として上記の2種類の酵素が関与する。

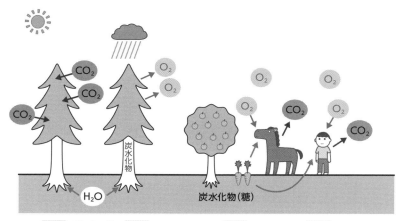

植物は地球環境を**還元**　　　**動物**は地球環境を**酸化**

図1-2　植物と動物

植物と動物の決定的な細胞内小器官

　本書では動物が生きるために必要な反応に主な焦点を当てながら人体の仕組みを解説していきますが、その前にこのような植物と動物の生き方の違いが何によるかを考えてみましょう。

　細胞内の微小構造（細胞内小器官）として**葉緑体（クロロプラスト）をもつのが植物細胞**、**ミトコンドリアしかもたないのが動物細胞**で、葉緑体もミトコンドリアも「細胞の発電所」と言われるほど強力なエネルギー産生装置です。この発電所のしくみの違いによって、生き方が変わってくるのです。

　厳密にいうと、植物細胞も動物よりはるかに少ないですがミトコンドリアをもっていて、夜間や落葉季節には動物と同じ呼吸を行なっています。

　図1-3（次ページ）に動物細胞の絵を示しますが、細胞膜でおおわれた細胞内に何種類かの細胞内小器官が存在するうち、膜で二重に囲まれた特徴的な形態をしているのが**ミトコンドリア**です。

　外側の膜をミトコンドリア外膜、内側の膜をミトコンドリア内膜、内膜で囲まれた内側をミトコンドリアマトリックス、外膜と内膜の間を膜間腔と呼びますが、特に**内膜**と**マトリックス**はミトコンドリアの機能を理解するうえで非常に重要になりますから、しっかり覚えておきましょう（図1-4）。

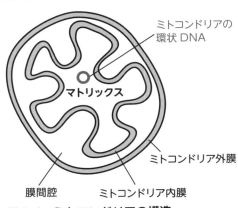

図1-4　ミトコンドリアの構造
内膜も外膜も細胞膜と同じく脂質分子の二重構造よりなる。

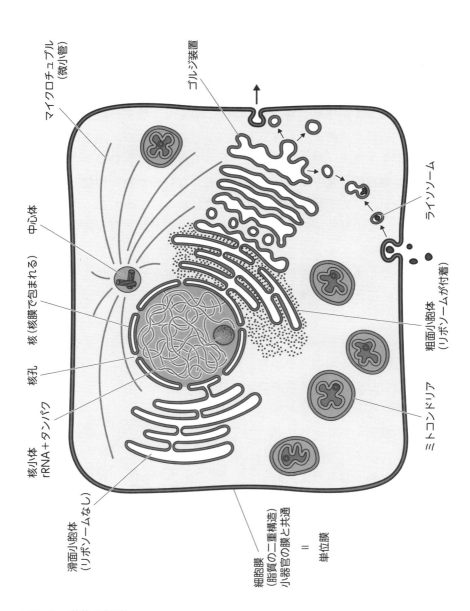

マイクロチューブル（微小管）

ゴルジ装置

中心体

ライソソーム

核小体 rRNA＋タンパク

核（核膜で包まれる）

核孔

粗面小胞体（リボソームが付着）

ミトコンドリア

滑面小胞体（リボソームなし）

細胞膜（脂質の二重構造）小器官の膜と共通
＝
単位膜

図1-3　動物の細胞

葉緑体とミトコンドリアの起源

　実は植物の葉緑体もミトコンドリアと同じように二重の膜をもった共通の構造をしており、どちらも太古の時代には独立した微生物だったと考えられています。太古の海のなかでまだ植物とも動物ともつかない原始の細胞が、まずミトコンドリアとなる細菌（αプロテオ細菌）を貪食して共生するようになり、すべての生物の出発点となる真核細胞が誕生しました。この真核細胞がさらに葉緑体になる細菌（シアノバクテリア）を貪食して共生することで植物が生まれたと考えられています。

　そして植物の進化が始まると、光合成によって原始地球の大気中の酸素濃度が上昇してきて、今度はその酸素を利用してエネルギーを産生するミトコンドリアだけしかもたなくても活動できる動物が飛躍的に進化できる環境が整ったわけです。動物細胞にとっては、植物が放出した酸素と植物が蓄積してくれた炭水化物をいわば収奪して生きるほうが効率がよかったのです。

　植物細胞の葉緑体も、動物細胞のミトコンドリアも、原始細胞が微生物を貪食して内部に取り込み、共生していると考えるのが妥当な形態をしていますし、さらにこれらは独自の遺伝子（動物の場合はミトコンドリアDNA）をもっています。通常、細胞の遺伝情報の大部分はご存じのように核内に格納されているのですが、葉緑体やミトコンドリアの機能と深く関連する一部の遺伝子だけは太古の時代の微生物自身が独自に保管していると言えます（図1-5）。

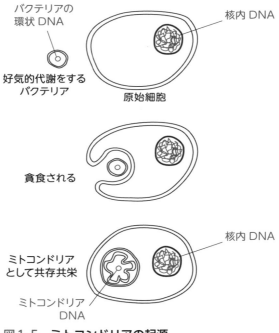

バクテリアの
環状 DNA

核内 DNA

好気的代謝をする
バクテリア

原始細胞

貪食される

核内 DNA

ミトコンドリア
として共存共栄

ミトコンドリア
DNA

図1-5　ミトコンドリアの起源

電子伝達系は細胞の発電所

　さて植物細胞を支える葉緑体も、動物細胞を支えるミトコンドリアも、どちらも電子の流れをつくり出してエネルギーを産生しています。

　ミトコンドリアの場合は内膜、つまり太古の時代には微生物自身の細胞膜であった部分に、水素原子を陽子（プロトン、H^+）と電子（e^-）に分けて輸送するタンパク質群が存在し、プロトンを膜間腔に汲み出します。これで膜間腔のプロトン濃度が上昇してマトリックス側へ向かうイオン勾配を形成しますが、ここにもう1つ、内膜にATP合成酵素が存在していて、プロトンがこの酵素タンパク質の中を通って流れる際にエネルギーに転換され、まるで水力発電所のようにタンパク質分子が回転して大量のATPが合成されます（図1-6）。これは人間が発明した水素電池の原理に似ていると考えてもよいでしょう（図1-7）。

　水素原子のプロトンと電子を受け渡して輸送するシステムを**呼吸鎖**、水素イオンの濃度勾配を使ってATP合成酵素が大量のATPを産生するシステムを**酸化的リン酸化**、これら全体を総称して「**電子伝達系**」といいますが、植物も動物も同じ水素イオンの流れでエネルギーを産生しているのはおもしろいことです。

　ただし動物の場合は、食事として摂取した炭水化物の分子から引き離した水素原子を、肺や鰓などの呼吸器で取り込んだ酸素と最終的に結合させて水にするのに対し、植物の場合は水を光化学反応で分解して得たプロトンが、大気中の二酸化炭素を還元して炭水化物を合成する炭酸同化作用に使っています。

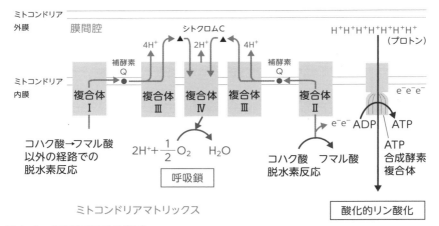

図1-6　電子伝達系の概略

●呼吸鎖

内膜に埋め込まれている4種類の酵素タンパク複合体（I〜IV）が協同して電子伝達体として働き、マトリックスで炭水化物から奪った水素原子（H）を水素イオン（プロトン：H^+）と電子（e^-）に解離させて、内膜内部の補酵素Q（エビキノン）から膜間腔のシトクロムCに受け渡し、プロトン（H^+）を膜間腔へポンプのように汲み出す。この最終過程で複合体IVを介してプロトン（H^+）は酵素と結合して水になる。

●酸化的リン酸化

呼吸鎖によって膜間腔にプロトン（H^+）が汲み出された結果、内膜をはさんで約1.1ボルトの電位差が生じ、内膜に局在するATP合成酵素複合体をプロトン（H^+）が流れることによって多量のATPが合成される。

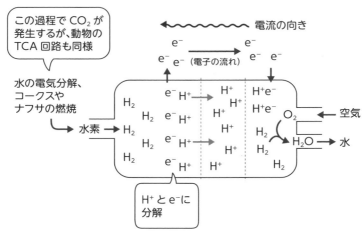

図1-7　水素電池の原理

水素電池とは水素をH^+とe^-に分解し、e^-が移動する際の電気エネルギーを利用するものである。

酸化反応と還元反応の定義

　ではここで次章以降のエネルギー代謝の話に入る前に、酸化と還元について簡単に復習しておきましょう。酸化反応とはある分子を酸素と結合させること、還元反応とはある分子から酸素を奪うこと、これが最も簡単な定義で、例えば物を燃やす燃焼とは熱や光を放出しながら急速に起こる最も激しい酸化反応のことです。

　しかし動物の生体内で起こる酸化反応は、必ずしも酸素と結合させるだけとは限りません。つまり、酸化のもう1つの定義を知っていなければ動物の体の中で起こっている化学反応は理解できません。**ある分子から水素を奪うことも広い意味での酸化**です。ですから動物が電子伝達系に使うための水素を炭水化物の分子から引き離すこと（脱水素反応）も酸化反応の一種なのです。これと逆に**ある分子に水素を結合させることは還元反応**になります（図1-1）。

　もう少し根源的に定義すると、電子を奪う反応が酸化反応、電子を供与する反応が還元反応ですが、生物系を勉強しようとする人にとって電子（e⁻）などという物理学的な概念が関わってくると拒絶反応を起こすことも多いので、とりあえず上のように理解しておいてください。

生体のエネルギー通貨：ATP

　もう１つ、生体のエネルギーであるATPについても復習しておきましょう。生物が活動するためのエネルギーは**ATP（アデノシン３リン酸）**という物質のリン酸結合に蓄えられていて、ATPは生体のエネルギー通貨とも呼ばれます。アデノシンとは、アデニンというDNAやRNAにも使われている核酸塩基の１つにリボースという炭素原子を５個持つ糖が結合した物質です。これにリン酸基が３個結合したものがATP（図1-8）で、生物はこの３番目のリン酸基を切り離すことでその化学的なエネルギーを解放して利用しています。リン酸基は非常に高いエネルギーを化学的に蓄えられることがわかっており、これを**高エネルギーリン酸結合**といいます。

　３番目のリン酸基を切り離したATPは**ADP（アデノシン２リン酸）**になりますが、生化学の用語で初学者がよく間違いやすいのがATP分解またはATP合成という用語です。

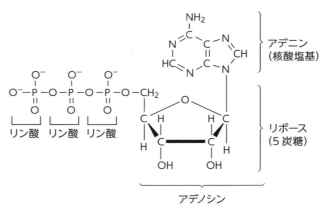

図1-8　ATP（アデノシン３リン酸）の構造

一度理解してしまった人にはどうということはないのですが、「ATP分解」というとATPの分子自体が低分子のレベルにまで分解されてしまうイメージをもつ人も少なくありません。しかし「ATP分解」とはATP分子がリン酸基に蓄えられていたエネルギーを解放してADPになることです。逆に「ATP合成」とは低分子の素材から直接ATPを合成しているのではなく、ADP分子にリン酸基を1個付与してATPにすることなのです（図1-9）。

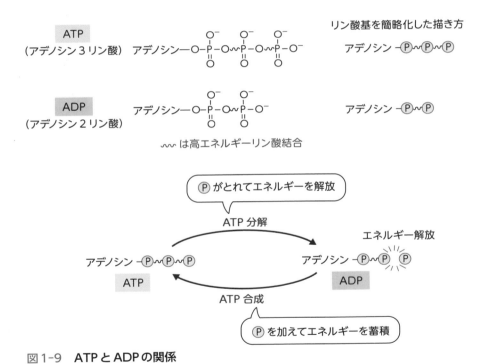

図1-9　**ATPとADPの関係**

生体の電気現象

　家庭や学校や職場で利用する電気は発電所でつくられた後、電気をよく通す金属製の電線を伝わって送られてきますが、これは電線の中を電子が流れることと考えられます。理科の実験で使用した乾電池やレモン電池も、マイナスの電荷を持った電子（e⁻）が陰極から陽極へ流れることで電流が生じているのです。

　しかし生体内の電気現象もそれと同じと誤解していると、神経伝導も心電図も理解できないことになります。動物の体内の電気現象で**電子の流れと捉えてよいのはミトコンドリア内膜に存在する電子伝達系だけで、他の電気現象は細胞膜をはさんだ細胞内と細胞外の電位差**として説明されます。

　ではなぜ細胞膜をはさんで電位差が生じるのでしょうか。どの細胞でも静止して落ち着いている細胞内はマイナスに荷電しています。このとき細胞内に存在するのはカリウムイオン（K⁺）、細胞外に存在するのはナトリウムイオン（Na⁺）、どちらも1価の陽イオンで、ほぼ等量が細胞膜をはさんで対峙しているのに、なぜ細胞内がマイナスに荷電するのでしょうか。これを理解することが電気生理学の基本です。

　本書ではごく簡略に説明しますが、細胞膜にはチャネルタンパク質という低分子の物質が通過するゲートの役目を果たすタンパク質が存在しています。ナトリウムイオンにも、カリウムイオンにも、それぞれ特有のチャネルタンパク質がありますが（**第5章**参照）、静止している細胞ではナトリウムチャネルは閉じていて、細胞外のナトリウムイオンは細胞内へ入れません。しかしカリウムチャネルは開いているのでカリウムイオンは比較的自由に細胞外へ出ていけますから、細胞内は陽イオンが相対的に不足してマイナスに荷電します（図1-10）。これを静止膜電位といい、大体−70 mVくらいです。

　ところが神経や筋肉の細胞が興奮するとナトリウムチャネルも開いて、細胞外のナトリウムイオンが一気に細胞内に流入して、細胞内はプラスに荷電します。これを活動電位といい、大体＋30 mVくらいです。

　つまり興奮している細胞の内部はプラスに荷電し、静止している細胞の

内部はマイナスに荷電していると大雑把に理解しておくだけでも、神経伝導や心電図の理解の助けになります。静止膜電位と活動電位の約100 mVの差が神経細胞の長い軸索の中を移動していくのが神経伝導、心臓が収縮と拡張をくり返して鼓動するときに心筋細胞の集合体がプラスとマイナスに交互に荷電する境界面が移動するのを記録するのが心電図です。普通の乾電池の1,500 mVに比べるとはるかに小さい100 mVという電位差で人間の体が動いているとは驚きですね。

　水素原子がプロトンと電子に分離して生じる電位差を利用するミトコンドリア内膜の電子伝達系に関しては、物理的知識の少ないわれわれ生物系の人間にはやや理解が難しいですが、静止膜電位と活動電位については電気生理学の基本中の基本ですからよく勉強して理解してください。

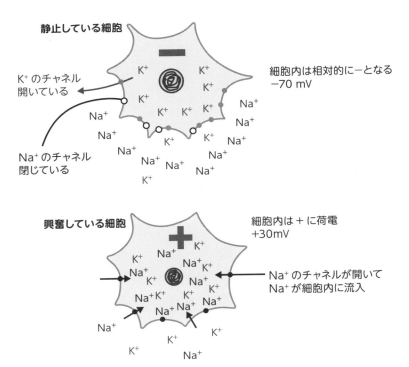

図1-10　静止膜電位と活動電位

さらに寄り道

ノーベル賞クラスの研究

　イカの巨大神経細胞に金属電極を差し込んで細胞膜の電位差を測定した
アラン・ホジキンとアンドリュー・ハクスレー（イギリス）は1963年の
ノーベル賞を受賞、またエルヴィン・ネーアーとベルト・ザックマン（ド
イツ）はガラス電極による細胞膜電位測定法を開発して1991年のノーベ
ル賞を受賞していますが、これに先立つ1934年に世界ではじめてガラス
電極を発明してゾウリムシの細胞膜電位を測定したのは日本の鎌田武雄で
あることも、日本人ならこの際覚えておきましょう。

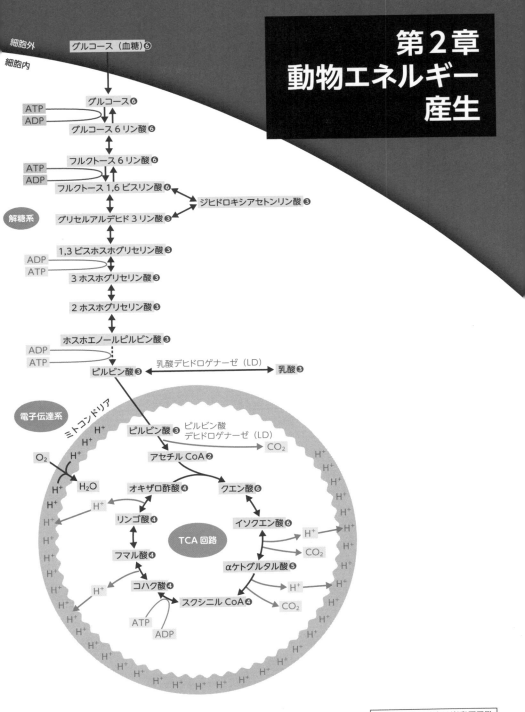

細胞外
細胞内

グルコース（血糖）❻

グルコース❻

ATP
ADP

グルコース6リン酸❻

フルクトース6リン酸❻

ATP
ADP

フルクトース1,6ビスリン酸❻ ← ジヒドロキシアセトンリン酸❸

解糖系

グリセルアルデヒド3リン酸❸

1,3ビスホスホグリセリン酸❸

ADP
ATP

3ホスホグリセリン酸❸

2ホスホグリセリン酸❸

ホスホエノールピルビン酸❸

ADP
ATP

ピルビン酸❸ ← 乳酸デヒドロゲナーゼ（LD） → 乳酸❸

電子伝達系

ミトコンドリア

H^+
H^+
H^+

ピルビン酸❸ ピルビン酸デヒドロゲナーゼ（LD） → CO_2

O_2

H^+ H_2O

アセチルCoA❷

オキザロ酢酸❹ クエン酸❻

H^+

H^+

リンゴ酸❹

TCA回路

イソクエン酸❻

H^+ → H^+

CO_2

フマル酸❹

αケトグルタル酸❺

H^+

コハク酸❹

H^+ → H^+

スクシニルCoA❹ CO_2

ATP
ADP

H^+ H^+ H^+ H^+ H^+ H^+ H^+ H^+ H^+

●内の白抜き数字は炭素原子数

血液中から細胞内に取り込まれた
グルコースはまず解糖系へ

　この章では、動物が動くためのエネルギーがどのような化学反応によって産生されるかをしっかり理解しておきましょう。それは人間を含むすべての動物の細胞にとってまさに生命線ともいえる化学反応で、自然界における動物の営みはすべてこの化学反応を維持するためにあるといっても過言ではありません。したがってこの化学反応を知らずに人体の健康や病気について深く理解することはできません。

　食事として体内に吸収された炭水化物は、まず、**グルコース**という糖（図2-1）に分解されて血液中を循環します。これが**血糖**ですが、グルコースが細胞外の血液中を流れていても、細胞内に取り込まれるまではまだ動物のエネルギー源として利用することはできません。

　グルコースが細胞内に取り込まれてからの代謝の流れを**第2章のカバー図**に図示しましたが、グルコースからピルビン酸までは**解糖系**と呼ばれ、別名エムデン・マイヤホッフ系ともいいます。ミトコンドリア外の細胞質ゾル（原形質）で起きる反応です。高校の生物の教科書では起点のグルコースと終点のピルビン酸のみが示されていましたが、その中間にはこれだけの中間代謝産物が含まれています。それぞれの矢印について酵素が触媒として関与しています。両方向の矢印は1つの酵素がどちらの方向へも反応を触媒するので平衡を保っていますが、片方向の矢印に相当する酵素は一方通行の反応しか触媒できないので平衡が著しく偏っています。これらの反応について大事な箇所だけはおいおい覚えていくと思いますが、とりあえず覚えていただきたいのは、**ホスホエノールピルビン酸からピルビン酸に至る過程には非酵素的に進行する反応が含まれていて、この反応を逆に戻す酵素は存在しない**ことです。このことは次章で重要になります。

各代謝産物に含まれる炭素原子数は必須知識

　解糖系の中間代謝産物は勉強していくうちに重要なところは自然に覚えてしまうでしょうが、ここではまず最初にそれぞれの化合物に含まれる**炭素原子数**にだけ注目してください。**出発点のグルコースは炭素原子数6個**の六炭糖ですが（**図2-1**）、これがフルクトース1,6ビスリン酸のところでグリセルアルデヒド3リン酸とジヒドロキシアセトンリン酸の2個の分子に割れて炭素原子数は3個ずつになります。ジヒドロキシアセトンリン酸はさらにグリセルアルデヒド3リン酸になって、結局最初の**1個のグルコース分子はこの段階で2個のグリセルアルデヒド3リン酸の分子を生じる**ことになります（**2章カバー図参照**）。

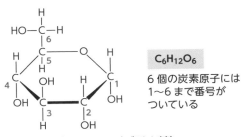

$C_6H_{12}O_6$

6個の炭素原子には
1〜6まで番号が
ついている

図2-1　グルコース（ブドウ糖）

解糖系の反応はその後炭素原子数3個のまま進行してピルビン酸に至り、酸素を利用できない嫌気的条件の下ではピルビン酸は乳酸になって反応が終了します。この反応を触媒する酵素は乳酸デヒドロゲナーゼ（LD）といい、平衡条件によっていずれの方向へも反応を触媒します（図2-2）。ちなみにデヒドロゲナーゼとは強いて日本語でいえば脱水素酵素、すなわち分子から水素を奪う酸化反応を触媒する酵素という意味です。

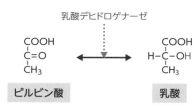

図2-2　ピルビン酸と乳酸

解糖系では１分子のグルコースから２分子のATPが得られる

　ここまでの過程でATPが合成されるポイントは、1,3ビスホスホグリセリン酸→3ホスホグリセリン酸と、ホスホエノールピルビン酸→ピルビン酸の２カ所です。

　一方、ATPを分解消費するポイントは、グルコース→グルコース６リン酸と、フルクトース６リン酸→フルクトース1,6ビスリン酸の２カ所で、差し引きすると０になってしまいそうに見えますが、ATPが合成されるのはグルコース分子が２個に割れた後なので２×２＝４個のATPが生じることとなり、結局差し引きすると、解糖系のみの反応、つまり酸素が利用できない場合でも**１個のグルコース分子から合計２個のATP**が合成されることになります。

解糖系からTCA回路への受け渡し

　酸素が利用できる好気的条件の下では、いよいよミトコンドリアの出番となります。解糖系の終点だった**ピルビン酸**はミトコンドリアマトリックスに入り、ピルビン酸デヒドロゲナーゼの触媒作用で二酸化炭素が1分子抜けて、**炭素原子数2個（CoA分子は除く）のアセチルCoA**になります（図2-3）。CoAとはコエンザイムA（補酵素A）という高校生物では耳慣れない物質ですが、動物のエネルギー代謝になくてはならない非常に重要な役割を担っています。アセチルCoAは硫黄原子を介する**チオエステル結合**をもっていますが、チオエステル結合もリン酸結合と同様、高エネルギー結合として知られており、同じく高エネルギーリン酸結合をもつATP合成に必要な反応の中間体として働いているのです。

　さて炭素原子数**2個**になったアセチルCoAが、炭素原子数**4個**のオキザロ酢酸と結合して炭素原子数**6個**の**クエン酸**となるところから**TCA回路**（別名クエン酸回路あるいはクレブス回路）がはじまります。高校の生物ではクエン酸回路と教わりますが、クエン酸が3個のカルボキシ基をもつことから、大学以降の生化学ではTCA回路（トリカルボン酸回路）と呼ぶことが多いです。

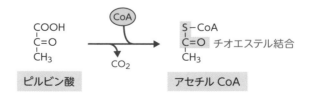

図2-3　ピルビン酸とアセチルCoAの反応
ピルビン酸はピルビン酸デヒドロゲナーゼに触媒され、アセチルCoAになる。

TCA回路の脱水素反応

　TCA回路ではいくつもの**デヒドロゲナーゼ群の働きで酸化反応が進行し、最後に一周してオキザロ酢酸に戻ってきます。**この中間産物も重要なものはおいおい覚えてしまうと思いますが、ネット上にこれらを記憶する絶妙の語呂合わせがあったのでご紹介します。

　食えずに（クエン酸）
　急いで（イソクエン酸）
　蹴飛ばして（αケトグルタル酸）
　少し（スクシニルCoA）
　怖いな（コハク酸）
　風鈴の（フマル酸リンゴ酸）
　おっさん（オキザロ酢酸）

　αケトグルタル酸はオキソグルタル酸ともいいますが、この語呂合わせはTCA回路の機能を記憶するにも便利ですから、αケトグルタル酸で覚えることをお勧めします。

　まずαケトグルタル酸の前後、すなわち上記の語呂合わせで**"蹴飛ばす"前後に二酸化炭素が1分子ずつ抜けて炭素原子数が1個ずつ減っていきます。**つまり炭素原子数はクエン酸の6個から、αケトグルタル酸で5個になり、さらに次のスクシニルCoAで4個になり、あとはオキザロ酢酸まで4個のままということが覚えられます。そしてこのときに発生する二酸化炭素と、ピルビン酸からアセチルCoAになるときに発生する二酸化炭素の大部分が呼気のなかに含まれて排泄されることになります。TCA回路においても各代謝産物の炭素原子数は重要ですから、しっかり覚えましょう（図2-4）。

次にTCA回路の脱水素反応が進行すると、4カ所のポイントでプロトン（H⁺）が基質の分子から奪われます。これも前述の語呂合わせの**"蹴飛ばす" 前後**で1個ずつ、さらに**"風鈴" の前後**（フマル酸の前とリンゴ酸の後）で1個ずつH⁺が発生するわけです。これらのプロトンがミトコンドリアの膜間腔に汲み出された後、内膜のATP合成酵素の中を流れて最終的に酸素と結合して水になる反応の過程で大量のATPが合成されます。これが**電子伝達系**と呼ばれる反応で、呼吸で大気中から吸入した酸素はここで使われるわけです。

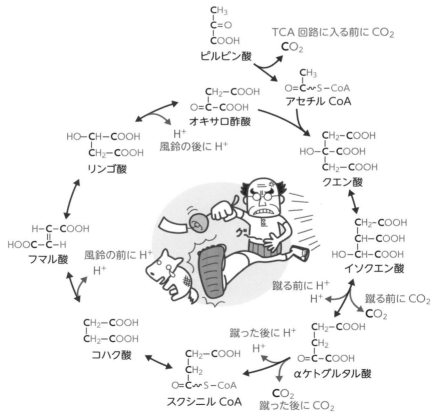

図 2-4　TCA回路の炭素原子数の推移

ATP産生の総決算

　酸素を利用してミトコンドリアで好気的に代謝された場合、1分子のグルコースは最大で32分子のATPを生じます。高校の教科書には36分子のATPと書いてあったと思いますが、最近この計算法の見解が変わってきて、さらに臓器によっても違うので、産生されるATPの厳密な数を覚える意味はなくなりました。

　完全に嫌気的な代謝、すなわちミトコンドリアが関与しない解糖系だけだと1分子のグルコースから合計2分子のATPしか産生されないことに変わりありませんが、じつは21世紀になってからの大きな生化学の教科書ではその後の好気的代謝によるATP産生量に関して新たな見解が示されるようになりました。それによると上記のように好気的代謝により1分子のグルコースから "最大で" 32個のATPが産生されるということで、私が勤務した大学の生物入試問題では36個を正解とする問題の出題をとり止めたこともあります。

　とは言っても、炭水化物の基質から引き抜いたプロトン4個をミトコンドリアの膜間腔からマトリックスに流入させるたびに1分子のATPが産生されるミトコンドリアの好気的代謝の効率は非常に高く、同じ1分子のグルコースから**解糖系のみの場合に比べて15倍前後のエネルギーを産み出している**わけで、これがなければ動物の進化と繁栄も起こらなかったことは明らかです。

　ところでミトコンドリアの内膜をはさむプロトンの濃度勾配を利用してADPからATPを合成することを、前章に書いたように **"酸化的リン酸化"** といいますが、解糖系の途中2カ所（1,3ビスホスホグリセリン酸→3ホスホグリセリン酸と、ホスホエノールピルビン酸→ピルビン酸）と、TCA

回路の途中の１カ所（スクシニルCoA→コハク酸）のようにADPに高エネルギーリン酸結合が付与される反応を**"基質レベルのリン酸化"**といいます。

動物のATPは3つの化学反応以外では産生されない

　さてここまでグルコースの基本的なエネルギー代謝を述べてきました。そんなこともう知っていたという人も、やっぱり生化学は難しいという人もおられたでしょうが、重要なことを2点だけ復習しておきます。

ATPを産み出す反応は限られる

　まず1つ目は、動物が生きるために必要なATPを産生して供給できるのは、**解糖系→TCA回路→電子伝達系と続く一連の化学反応以外にありません。**この化学反応が止まることはすなわち死を意味することですから、動物はこの化学反応を維持するためにいくつかのバックアップシステムをもっています。これについては次章以降で説明します。

TCA回路の存在意義

　2つ目は、TCA回路の存在意義です。細胞内に取り込まれたグルコースは最初ミトコンドリア外の細胞質ゾルと呼ばれる部分で行われる解糖系でピルビン酸に代謝された後、ミトコンドリアマトリックスに引き継がれてTCA回路で代謝されることになりますが、TCA回路自体はそれほど大量のATPを産生しません。TCA回路を一周する間にスクシニルCoA→コハク酸の部分でATPが産生されますが、**TCA回路の最大の存在意義は基質の炭水化物からプロトンを奪うこと**にあります。このプロトンがミトコンドリア内膜の電子伝達系で大量のATPを産むことは前述しました。その過程でプロトンは酸素と結合して水となります。動物は肺で酸素を吸って二酸化炭素を吐く、これが子どもでも知っている呼吸の本質ですが、このガス交換がミトコンドリアでのエネルギー産生と密接に連動していることを実感されたと思います。

しかしＴＣＡ回路にはそれ以外にも実に思いがけない副次的な機能がいくつかあり、それを知れば人体に対する興味が増して勉強の意欲も湧いてくると思います。これらについても次章以降で少しずつ見ていくことにしましょう。

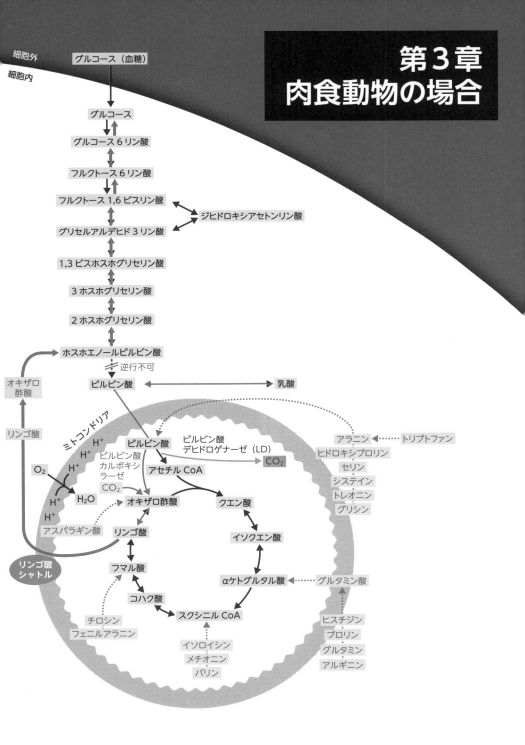

細胞外
細胞内

グルコース（血糖）

第3章
肉食動物の場合

グルコース

グルコース 6 リン酸

フルクトース 6 リン酸

フルクトース 1,6 ビスリン酸 → ジヒドロキシアセトンリン酸

グリセルアルデヒド 3 リン酸

1,3 ビスホスホグリセリン酸

3 ホスホグリセリン酸

2 ホスホグリセリン酸

ホスホエノールピルビン酸
逆行不可

オキザロ酢酸

リンゴ酸

ピルビン酸 ↔ 乳酸

ミトコンドリア

H^+
H^+
H^+

O_2

H^+
H^+

H_2O

アスパラギン酸

ピルビン酸

ピルビン酸カルボキシラーゼ

CO_2

ピルビン酸デヒドロゲナーゼ（LD）

アセチル CoA → CO_2

オキザロ酢酸

クエン酸

リンゴ酸

イソクエン酸

フマル酸

αケトグルタル酸 ← グルタミン酸

コハク酸

スクシニル CoA

リンゴ酸シャトル

チロシン
フェニルアラニン

イソロイシン
メチオニン
バリン

アラニン ← トリプトファン
ヒドロキシプロリン
セリン
システイン
トレオニン
グリシン

ヒスチジン
プロリン
グルタミン
アルギニン

ライオンはパンで生きるにあらず

　動物が生きるエネルギーとして利用できるATPはグルコースを出発点とした化学反応でしか合成できないと言いました（**第2章**参照）。グルコースは植物が炭酸同化作用によって果実や穀物として貯蔵した炭水化物からつくられるのですが、では植物を主食としないライオンやトラなどの肉食動物はどのようにしてATPを合成しているのでしょうか。

　答えを先に言ってしまうと、**動物も体内でグルコースを合成することができます**。もちろん植物のように水と二酸化炭素と太陽の光があれば炭水化物ができるわけではなく、動物の場合は**糖新生**という化学反応でグルコースを合成します。糖新生は文字どおり糖以外の物質を材料にしてグルコースをつくる反応と定義されますが、その材料としては**乳酸**、**アミノ酸**、**グリセロール（グリセリン）**、**プロピオン酸**の4つを覚えておけばよいでしょう。

糖新生における最大の難関

　さらに糖新生の大事な定義がもう１つあります。それは**TCA回路の一部を使いさらに解糖系を逆行して糖以外の物質からグルコースを合成する**ということです。これは具体的な例で考えないとなかなか理解できません。まず乳酸からどのようにしてグルコースが合成されるかを考えてみましょう。

　特に骨格筋が激しい運動をした場合など、十分な酸素が行き渡らないままですと嫌気的代謝によってピルビン酸から乳酸が生じます。筋肉に溜まった乳酸はそのままではエネルギーとして利用できませんから、糖新生でグルコースにつくり直すことになるのです。

　さて解糖系の経路をもう一度見てください（**第２章カバー図**参照）。糖新生の定義の１つに解糖系を逆行させるというのがありましたが、解糖系の反応の多くは化学反応を両方向に進める酵素によって触媒されていますし、一方通行の酵素による反応もこれを逆方向に進める別の酵素が存在します。別々の酵素が反応に関与しているのは、グルコース⇄グルコース６リン酸、フルクトース６リン酸⇄フルクトース1,6ビスリン酸の２カ所ですが、ただ１カ所だけどうしても解糖系を逆に遡れない箇所があります。それは**ホスホエノールピルビン酸→ピルビン酸**の部分です。ここには非酵素的に進行する過程を含むため、どんなことをしても**反応を逆行させることができません**。

リンゴ酸はシャトルに乗って

　乳酸をホスホエノールピルビン酸まで戻せればあとは解糖系を逆行させてグルコースにまで戻せるのですが、動物の細胞は非常に巧妙な反応によってこの障壁を越えています。

　まず乳酸をピルビン酸に変え、ミトコンドリアマトリックスでオキザロ酢酸に変えます。この反応はピルビン酸の分子に二酸化炭素を 1 分子導入して炭素原子数 4 個のオキザロ酢酸に変えますが、これはピルビン酸カルボキシラーゼという酵素が触媒します（図 3-1）。

　ミトコンドリアの外側の細胞質ゾルにはオキザロ酢酸をホスホエノールピルビン酸に変換する酵素が存在するので以後はグルコースまで逆行可能ですが、ここでまた 1 つ障壁が存在します。ピルビン酸カルボキシラーゼはミトコンドリアマトリックスにしか存在しませんので、変換されたオキザロ酢酸もミトコンドリアマトリックスの中、しかもミトコンドリアの膜はオキザロ酢酸を通過させないので細胞質ゾルへ出ていけないのです。しかしTCA回路を 1 つ逆回転させて**リンゴ酸に変えると今度はミトコンドリアの膜を通過できる**のです。そこで動物細胞はオキザロ酢酸をいったんリンゴ酸に変えてミトコンドリアの外側へ出し、もう一度オキザロ酢酸に戻すという一段階余計な手間をかけて糖新生を行っています。これを**リンゴ酸シャトル**といいます。ちょっと洒落た名前ですね（図 3-2）。

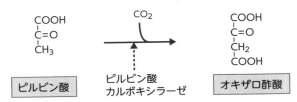

図3-1 ピルビン酸をオキザロ酢酸に変える

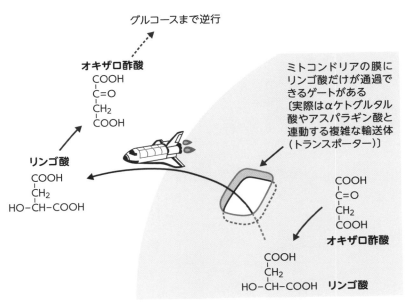

図3-2 リンゴ酸シャトルのイメージ

アミノ酸からの糖新生

　TCA回路の一部を使って乳酸をミトコンドリアマトリックスでリンゴ酸に変え、リンゴ酸シャトルで細胞質ゾルへ運び出してオキザロ酢酸に変換、さらにホスホエノールピルビン酸から解糖系を逆行させてグルコースを合成するというのが糖新生の基本だということが理解できたと思います。本項目では前述した糖新生の4つの材料のうち、もう1つ**アミノ酸からの糖新生**についても述べます。残りの2つ（グリセロール、プロピオン酸）は別の章で説明します。

　まずアミノ酸について簡単に説明しましょう。アミノ酸とは炭素原子の4本の腕のうち、3本にそれぞれカルボキシ基（-COOH）、アミノ基（-NH$_2$）、水素原子（-H）がついた共通構造をもつ分子で（**図3-3**）、残りの1本にさまざまな構造の基が結合することで多様性を生み出しています。この4本目の腕のことをアミノ酸側鎖といいますが、今この側鎖として炭素が直列に結合した構造が付いているアミノ酸を考えてみましょう。

　グルタミン酸というアミノ酸からアミノ基と水素原子をとって代わりにケトン基を付けるとαケトグルタル酸になります。またアスパラギン酸というアミノ酸も同様にしてオキザロ酢酸になります。さらにアラニンというアミノ酸も同様にピルビン酸になります（**図3-4**）。これらはTCA回路でリンゴ酸に変換でき、乳酸からと同様に解糖系を逆行してグルコースになります。ただしアミノ酸から外れたアミノ基は生体にとって有害なアンモニアとして遊離しますが、遊離したアンモニアの処理については**第8章**で改めて解説することとして、**アミノ酸からアミノ基を外すと炭水化物になってエネルギー代謝に利用できる**ことがおわかりになったと思います。

アミノ酸側鎖
ここに多様な構造が入って
アミノ酸の多様性を示す

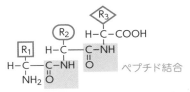

H–C–COOH
  |
  NH₂　　　**カルボキシ基**

アミノ基

ペプチド結合

カルボキシ基とアミノ基が
ペプチド結合することでア
ミノ酸は直列の一次構造
を形成してペプチドとなる

図3-3　アミノ酸の構造

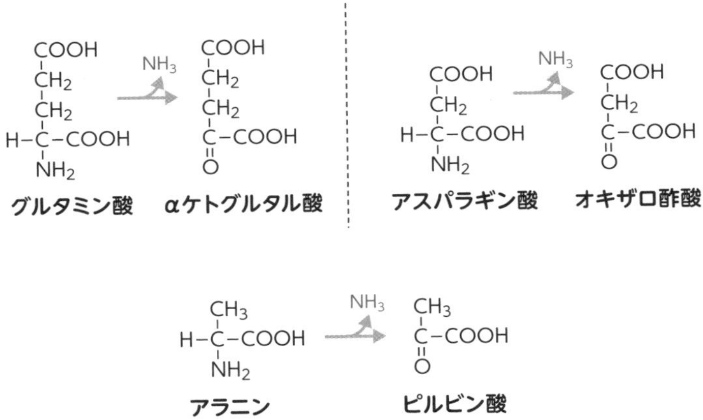

COOH
|
CH₂
|
CH₂
|
H–C–COOH
|
NH₂

グルタミン酸

NH₃ →

COOH
|
CH₂
|
CH₂
|
C–COOH
‖
O

αケトグルタル酸

COOH
|
CH₂
|
H–C–COOH
|
NH₂

アスパラギン酸

NH₃ →

COOH
|
CH₂
|
C–COOH
‖
O

オキザロ酢酸

CH₃
|
H–C–COOH
|
NH₂

アラニン

NH₃ →

CH₃
|
C–COOH
‖
O

ピルビン酸

図3-4　アミノ酸の炭水化物転用

アミノ酸からの糖新生には
アミノ基転移反応が必要

　アミノ酸からアミノ基を外したり、逆に結合させたりする反応を**アミノ基転移反応**といいます。前述したようにさまざまなアミノ酸はアミノ基転移反応でアミノ基を外し、さらに側鎖の部分を修飾することで解糖系やTCA回路で利用できる炭水化物に転用することができます（図3-4）。

　肉食動物は獲物の肉をアミノ酸に分解した後、アミノ基転移反応で炭水化物に変換してエネルギー代謝を行い、ATPを産生しているのです。余った炭水化物は糖新生でグルコースに変えて貯蔵することになります。

　ところで肉食動物と草食動物はどちらが先に誕生したと思いますか。陸生動物は最初はすべて肉食で、互いに共食いをしていたというから少し驚きますね。草食動物の祖先と思われる化石が発見されたのは3億年前の地層だそうです。すでに地上に繁茂していた植物が蓄積してくれた炭水化物を直接エネルギー源として利用できる種族が出現したのは動物にとって革命的なことでした。地上にあふれる植物性炭水化物の摂取は、他の動物を捕食する労力に比べたらはるかに効率的で楽な生き方ですし、しかも糖新生という化学反応も省略することができます。

　非常に楽な生き方を選択した草食動物は肉食動物以上に個体数を増やして繁殖することが可能になりましたが、逆に少数の肉食動物の餌食となって生態系の食物連鎖を底辺から支える運命になってしまいました。いろいろ考えさせられることも多いですね。

糖新生を介した肝臓と筋肉の協調

　ところで**糖新生の材料である乳酸が存在する最も重要な臓器は骨格筋**です。私たちが急いで走ろうとして全力ダッシュしても、せいぜい10秒か20秒で脚が上がらなくなってしまいますが、全力ダッシュするときの筋肉は速筋（白筋）といい、ミトコンドリアに乏しく、解糖系の代謝で酸素がなくても瞬発的な収縮をします。もともと解糖系は好気的代謝に比べてATP産生効率が悪いうえに、筋肉細胞内に蓄えられていたグルコースやグリコーゲンや当座の高エネルギーリン酸結合を使い果たしてしまえば、それ以上の収縮ができなくなってしまいます。これが全力ダッシュはきわめて短時間に力尽きてしまう理由です（**第12章**参照）。

　速筋は解糖系の代謝が優勢ですから、発生したピルビン酸はミトコンドリアで代謝されずに乳酸となって蓄積しますが、乳酸を再び糖新生でグルコースに変換する際、**筋肉と肝臓はアミノ基転移反応を使って非常に巧妙な協同作業を行なっています**（図3-5）。

　筋肉細胞は自分では糖新生を行わないので蓄積した乳酸を血液中に放出し、これを捕捉した肝細胞が前述した定型的な糖新生を行いますが、この流れを**乳酸回路**または**コリ回路**といいます。また空腹時に全身に大量のグルコースを動員する必要があるときは、筋肉細胞は乳酸をピルビン酸に、さらにそれをアミノ基転移でアラニンに変えて血液中に放出し、肝細胞はそれを捕捉して再びアミノ基転移でピルビン酸に変えて糖新生に利用しますが、この流れを**グルコース・アラニン回路**といいます。

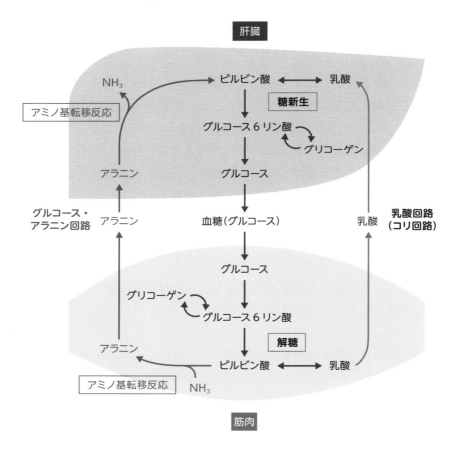

図3-5　肝臓と筋肉のエネルギー協調

腎臓は有力な糖新生臓器

糖新生が行われる臓器は肝臓と腎臓で、肝臓は主として全身の血糖維持のためにグルコースを新しく合成していますが、腎臓の糖新生に関してはその意義が詳しくわかっていません。1つの仮説としては、腎臓は一般に思われている以上にATP消費の高い臓器だからではないかと思います。体内で最も大量のATPを消費する臓器は筋肉ですが、2番目に多いのが腎臓で、特に夜間睡眠時は単位重量あたり筋肉よりも大量のATPを消費しています。一体、腎臓は夜間睡眠中に何をしているのでしょうか。

睡眠中は当然のことながら摂食も飲水もできませんから、陸上動物にとっては乾燥に対して最も無防備な時間帯です。この魔の時間帯に腎臓は**レニン・アンギオテンシン・アルドステロン系**（図3-6）を最大限に働かせて体内の水分を引き止めていると考えられますが、このシステムを作動させるには**遠位尿細管でATPが必要**です。このために腎臓は糖新生をさかんに行っているのではないかと思われます。

レニン・アンギオテンシン・アルドステロン系は何段階ものかなり複雑な生体調節機構の1つなので高校生物で学習することはありませんが、むしろ**腎臓の最も大切な機能**といって差し支えありません。生命進化の歴史のなかで海中から陸地に進出した動物にとって、塩分（NaCl）と水分を保持して故郷の海と同じ体内環境を維持することは死活問題であり、このとき役に立つのがレニン・アンギオテンシン・アルドステロン系なのです。

レニン・アンギオテンシン・アルドステロン系の機能を一言でいえば、**血液量が減少したときに尿中に排出するナトリウムを再吸収する**ことです。尿中からナトリウムを回収することで血液の浸透圧が上昇して水分を引き

寄せるので、結果として血液量が回復するのです。ナトリウムはカリウムと引き換えに尿中から回収されますが、その際にＡＴＰのエネルギーが必要になります。レニン・アンギオテンシン・アルドステロン系はもちろん昼間でも休まず働いていて体内の血液量を常時監視していますが、特に睡眠中にも腎臓のエネルギー消費量が多いことも理解できると思います。

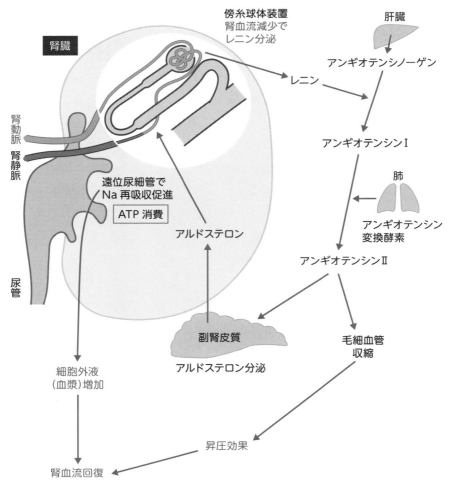

図 3-6　レニン・アンギオテンシン・アルドステロン系の概要

ちょっと寄り道

腎臓の機能

　腎臓の機能を答えられますか。小中学校の頃の理科や生物の授業では老廃物の排泄と習ったと思いますが、これは**第8章**で述べる尿素の排泄を念頭に置いた知識だと思います。致命的な有害物質であるアンモニアは肝臓の尿素回路で解毒されて尿素に合成されて、腎臓で尿中に排泄されますので、これが腎臓の機能の1つであることは間違いありません。しかし、レニン・アンギオテンシン・アルドステロン系を介したナトリウムの再吸収による体液の保持、および脳下垂体後葉から分泌されるバソプレシン（抗利尿ホルモン）を介して水の再吸収を行って、体内のホメオスタシスの維持というさらに重要な生命にかかわる機能をも担っています。また骨髄での赤血球産生を促進するエリスロポエチンというホルモンも腎臓から分泌されます。

　ところで尿素は腎臓で片っ端から排泄されていくわけではありません。糸球体で原尿中に濾過された後、尿細管で再吸収されて一時腎臓内に貯留するなど、尿産生のメカニズムを知らないと不可思議にみえる動きをするのです。尿素は炭素原子に2つのアミノ基が付いていて（図3-7）、この隙間に水の分子を抱き込むので非常に水との親和性が高く、腎臓の尿細管の外に貯留すると原尿中から余分な水を尿細管から浸透圧で吸い出して、労せずして水の再吸収に一役買っているわけです（図3-8）。

$$O=C\begin{matrix} NH_2 \\ NH_2 \end{matrix}$$

図3-7　**尿素の構造**

　また水分子との親和性が高いということは、血液中といわず、腎臓といわず、肝臓といわず、体内すべて水分のあるところには常に尿素があるということです。胃内のピロリ菌という細菌は尿素を分解してアンモニアを産生し、胃酸を中和して生きていますが、患者さんが別に尿素を飲まなくても体内満遍なく水とともに存在する尿素があるからこそ、ピロリ菌も生きていけるのですね。

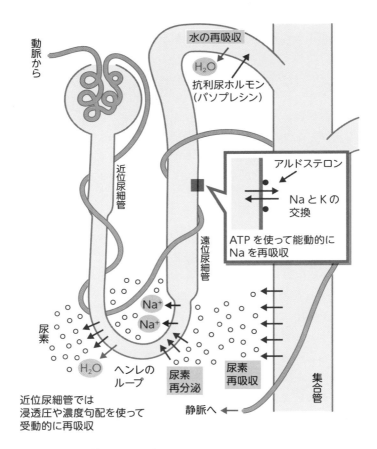

図3-8 尿細管での再吸収

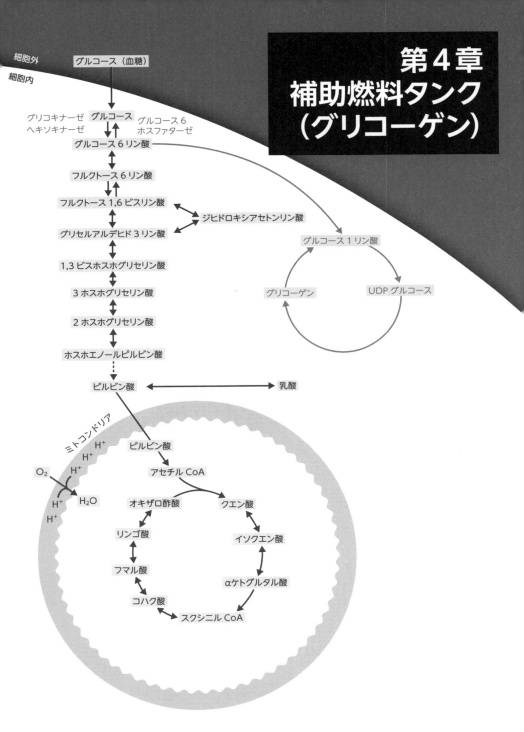

細胞外
細胞内

グルコース（血糖）

グリコキナーゼ　グルコース　グルコース6
ヘキソキナーゼ　　　　　ホスファターゼ
グルコース6リン酸

フルクトース6リン酸

フルクトース1,6ビスリン酸　　　　　ジヒドロキシアセトンリン酸

グリセルアルデヒド3リン酸

1,3ビスホスホグリセリン酸

3ホスホグリセリン酸

2ホスホグリセリン酸

ホスホエノールピルビン酸

ピルビン酸　　　　　　　　　　　乳酸

グルコース1リン酸

グリコーゲン　　　　UDPグルコース

ミトコンドリア

H^+
H^+
O_2　H^+
H^+　H_2O
H^+

ピルビン酸

アセチルCoA

オキザロ酢酸　　　クエン酸

リンゴ酸　　　　　　イソクエン酸

フマル酸　　　　　　αケトグルタル酸

コハク酸

スクシニルCoA

食物は常にあるわけではない

　動物が生きていくためには解糖系、TCA回路、電子伝達系の反応を絶やさないことが絶対条件です。この反応を脅かす最も恐ろしいものは窒息、すなわち酸素の供給が途絶えることで、こうなると電子伝達系が動かなくなってしまいますが、よほどの事故にでも遭遇しない限り窒息に陥ることはありません。

　そうなると次に怖いのは絶食による**飢餓**で、これは餌にありつけなければ常に起こりうる危機ですし、そこまで行かなくても食事と食事の間、消化管から血液中にグルコースが入ってこない時間帯のエネルギー代謝をいかに維持するかという問題があります。外部からのグルコースの供給が途絶える時間帯に備えて、動物の体には**補助燃料タンクともいえる2つのバックアップ**が備わっています。1つが**グリコーゲン**、もう1つが**中性脂肪**ですが、この章ではまずグリコーゲンについて述べていきます。

グルコースは細胞内の囚人である

　グリコーゲンはグルコースの分子が枝分かれをしながら鎖状に重合した物質で（図4-1）、**分解して1つ1つ切り離せばグルコースとしてエネルギー代謝に利用できます**。グリコーゲンの代謝経路は解糖系途中のグルコース6リン酸から分岐していることに注目してください（**第4章カバー図**参照）。細胞内に取り込まれたグルコースは6番目の炭素がリン酸化されることで、細胞外へ出られなくなります。外国のアニメで監獄の囚人が足首に鉄の球をはめられているようなものをイメージするとよいでしょう（図4-2）。

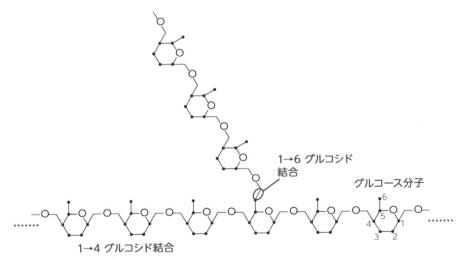

1→6 グルコシド結合

グルコース分子

1→4 グルコシド結合

図4-1　グリコーゲン分子

1→6 グルコシド結合：グリコーゲン合成時に分枝酵素によって枝分かれが形成され、グリコーゲン分解時に脱分枝酵素で切断される。
1→4 グルコシド結合：グリコーゲンシンターゼ（合成酵素）によってグルコースの鎖が伸びてグリコーゲンが合成され、グリコーゲンホスホリラーゼによってグリコーゲンが分解されてグルコース1リン酸が遊離する。

解糖系のなかでも最初のこの反応（グルコース⇄グルコース６リン酸）はそれぞれ一方通行の酵素によって調節されています。取り込んだグルコースを細胞内に留め置くためにリン酸基を結合させるのはグルコキナーゼまたはヘキソキナーゼという酵素、逆にグルコースを細胞外に放出するためにリン酸基を外すのはグルコース６ホスファターゼという酵素です。一般的に**キナーゼ**はリン酸基を結合させる酵素の意味、**ホスファターゼ**はそのリン酸基を分解して外す酵素という意味です。糖代謝に限らず生体分子へのリン酸基着脱は非常に重要な意味をもっており、体内では数多くのキナーゼやホスファターゼの仲間たちが活動しています。

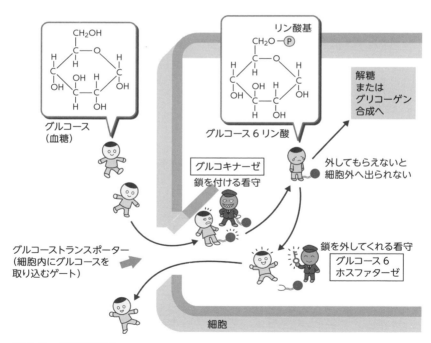

図4-2　細胞の囚人
ちなみにcellには細胞や電池という他に、刑務所の監房という意味もある。

グリコーゲンを貯めて
絶食に備える

さて食事をして血液中から取り込むグルコースの量が過剰になると、主として肝細胞と筋肉細胞はとりあえず余ったグルコースを解糖系で消費せずに、**グルコース6リン酸のリン酸基の位置を移動させてグルコース1リン酸に変換**します。ここからグリコーゲン合成酵素と分枝酵素が働いて、グルコースが枝分かれしながら数珠状に重合した**グリコーゲンが合成**されて貯蔵されます（図4-1）。

絶食中はこうして貯蔵したグリコーゲンの数珠状の結合を切断するグリコーゲンホスホリラーゼと分枝を切る脱分枝酵素が働いてグルコース1リン酸に分解され、さらにグルコース6リン酸になって解糖系の経路の途中に戻ってきます。**グルコース1リン酸からグリコーゲンが合成される過程と、グリコーゲンが分解されてグルコース1リン酸になる過程は別々の化学反応**であることを覚えておきましょう。またグリコーゲンは肝臓と筋肉に貯蔵されていますが、**絶食時におけるグリコーゲン分解の意義は肝臓と筋肉で異なります**ので、これも注意が必要です。

肝臓と筋肉では
グリコーゲンの利用法が異なる

　筋肉に貯蔵されていたグリコーゲンは分解されてグルコース６リン酸まで戻ってくると、そのまま解糖系を進み、**筋肉自らが収縮するためのATPを産生する**ことで消費されてしまいますが、**肝臓**のグリコーゲンはグルコース６リン酸からリン酸基を外してグルコースとして血液中へ放出し、**全身の血糖維持**に用いられます（図4-3）。

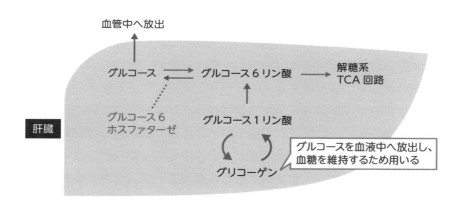

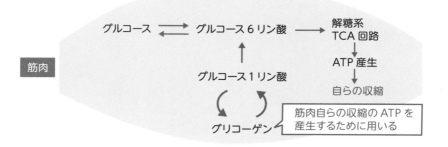

図4-3　**絶食時におけるグリコーゲンの動員（肝と筋肉の違い）**

グリコーゲンを利用できない糖原病

　先天性の酵素欠損のためにグリコーゲンの利用が障害される疾患を総称して**糖原病**といいますが、そのなかで最初に発見されたのが糖原病Ⅰ型です。かつてはフォン・ギールケ病と人名を冠して呼ばれていましたが、現在ではⅠ型と型番で呼ぶことになっています。

　この疾患ではグルコース６ホスファターゼの欠損により、グルコース６リン酸のリン酸基を外すことができないので、肝細胞はグルコースにして血液中に放出することができず、細胞内に異常な中間代謝産物が貯留することになりますが、筋肉細胞ではそのまま解糖系で消費してしまうので筋肉には症状は出ません（図4-3）。

　また、グルコース６ホスファターゼは肝臓におけるグリコーゲン利用の最終段階に必要であると同時に、解糖系を逆行する糖新生の最後の仕上げの部分とも共通していることに注目してください。糖新生は肝臓と腎臓で行われていることは**第3章**で述べましたから、糖原病Ⅰ型では腎の尿細管にも異常な中間代謝産物の蓄積がみられることは理解できると思います。

　他の糖原病についても表4-1にまとめておきます。

表4-1　主な糖原病の型

型	関連する人名	欠損酵素	症状
I型	Von Gierke	G6Pase	肝、腎尿細管にグリコーゲン蓄積。糖原病の原型
II型	Pompe	リソソーム酵素	リソソームにグリコーゲン蓄積
III型	Forbes（Cori）	脱分枝酵素	枝分かれした多糖類蓄積
IV型	Anderson	分枝酵素	分枝のない多糖類蓄積 →心不全、肝不全で死亡
V型	McArdle	筋ホスホリラーゼ	筋にグリコーゲン蓄積、運動負荷でも乳酸蓄積せず
VI型	Hers	肝ホスホリラーゼ	肝にグリコーゲン蓄積、低血糖
VII型	垂井	筋ホスホフルクトキナーゼ	溶血性貧血、V型類似（特殊な例でグリコーゲン蓄積）

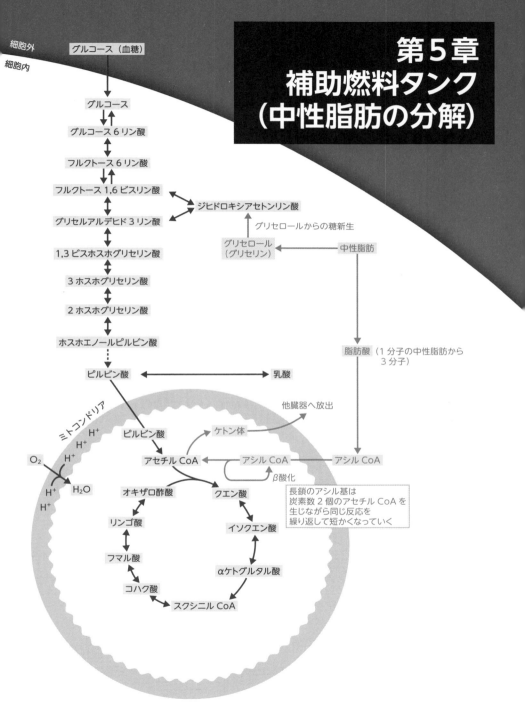

細胞外
細胞内

グルコース（血糖）

グルコース

グルコース 6 リン酸

フルクトース 6 リン酸

フルクトース 1,6 ビスリン酸

ジヒドロキシアセトンリン酸

グリセルアルデヒド 3 リン酸

グリセロールからの糖新生

1,3 ビスホスホグリセリン酸

グリセロール
（グリセリン）

中性脂肪

3 ホスホグリセリン酸

2 ホスホグリセリン酸

ホスホエノールピルビン酸

脂肪酸（1 分子の中性脂肪から
3 分子）

ピルビン酸

乳酸

ミトコンドリア

他臓器へ放出

ピルビン酸

ケトン体

O_2

H^+

H^+

H^+

H_2O

H^+

H^+

アセチル CoA

アシル CoA

アシル CoA

β酸化

オキザロ酢酸

クエン酸

長鎖のアシル基は
炭素数 2 個のアセチル CoA を
生じながら同じ反応を
繰り返して短くなっていく

リンゴ酸

イソクエン酸

フマル酸

αケトグルタル酸

コハク酸

スクシニル CoA

中性脂肪とは

　皮下脂肪、内臓脂肪などといって健康の大敵のように罵られている中性脂肪ですが、これがないと動物は長期の絶食や飢餓に耐えられません。**中性脂肪を蓄えることによって飢餓に備える能力が飛躍的に増加したことが、人類の進化を促した**という学説さえあります。肥満者の腹部に沈着するギトギトした気持ち悪い物質という偏見は捨ててください。

　中性脂肪の化学構造式を考えてみましょう（図5-1）。囲みのように略して描かれることが多いですが、中性脂肪は高級脂肪酸のグリセロール（グリセリン）エステルです。アルファベットのEの字のような部分が3価のアルコールのグリセロールで、その3つのヒドロキシ基に吹き流しのような脂肪酸が1個ずつエステル結合しています。脂肪酸は炭素原子が直鎖で

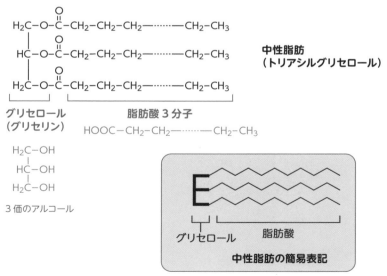

図5-1　中性脂肪の構造式

連結して末端にカルボキシ基のついたカルボン酸です。炭素原子の数はさまざまですが、不飽和結合をもたない飽和脂肪酸の例をいくつかあげておきます（図5-2）。

炭素数	慣用名	構造式
1	蟻酸	H−COOH
2	酢酸	$CH_3−COOH$
3	プロピオン酸	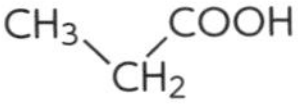 CH_3〜CH_2〜$COOH$
4	酪酸	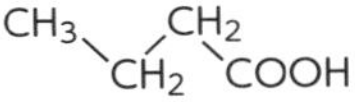 CH_3〜CH_2〜$COOH$
5	吉草酸	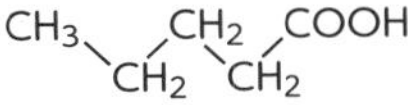 CH_3〜CH_2〜CH_2〜$COOH$
6	カプロン酸	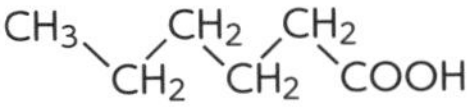 CH_3〜CH_2〜CH_2〜CH_2〜$COOH$
8	カプリル酸	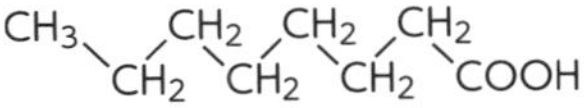 CH_3〜CH_2〜CH_2〜CH_2〜CH_2〜$COOH$
10	カプリン酸	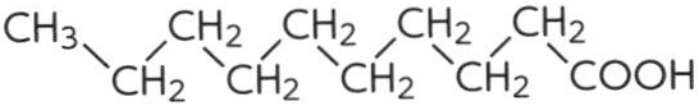 CH_3〜CH_2〜CH_2〜CH_2〜CH_2〜CH_2〜$COOH$
12	ラウリン酸	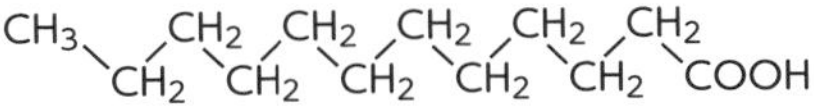 CH_3〜CH_2〜CH_2〜CH_2〜CH_2〜CH_2〜CH_2〜$COOH$
14	ミリスチン酸	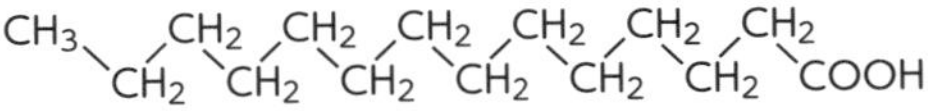 バター、ヤシ油、桂皮など CH_3〜CH_2〜CH_2〜CH_2〜CH_2〜CH_2〜CH_2〜CH_2〜$COOH$
16	パルミチン酸	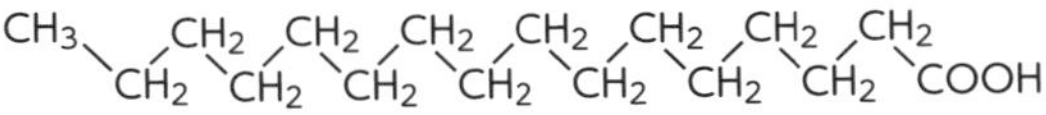 バター、ヤシ油、ナツメグなど CH_3〜CH_2〜CH_2〜CH_2〜CH_2〜CH_2〜CH_2〜CH_2〜$COOH$
18	ステアリン酸	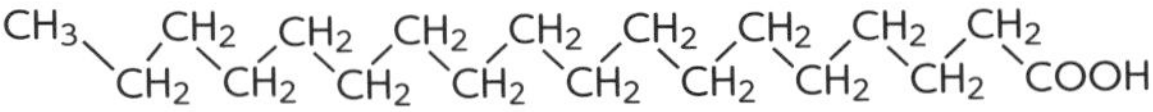 動植物の脂肪に広く含有 CH_3〜CH_2〜CH_2〜CH_2〜CH_2〜CH_2〜CH_2〜CH_2〜CH_2〜$COOH$

図5-2 **主な飽和脂肪酸**

グリセロールは糖新生へ

　絶食に備えて貯蔵してあったグリコーゲンが枯渇すると、中性脂肪の分解がはじまりますが、1個の中性脂肪分子は1個のグリセロールと3個の遊離脂肪酸になります。**グリセロールはジヒドロキシアセトンリン酸に変換されて、そのまま解糖系を逆行してグルコースに至ります**が（**第5章カバー図**参照）、これが第3章で触れなかった**グリセロールからの糖新生**です（図5-3）。

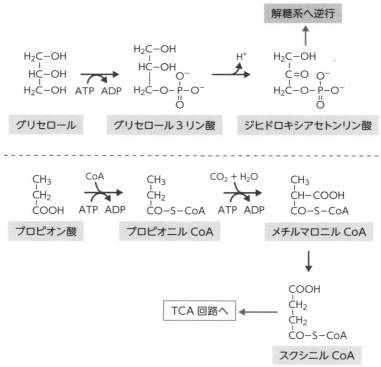

図5-3　グリセロールおよびプロピオン酸からの糖新生

脂肪酸は β 酸化で
アセチル CoA を経て TCA 回路へ

　一方の遊離脂肪酸はエネルギー代謝経路に入るためにCoA（補酵素A）がカルボキシ基に結合して活性化され、**アシルCoA**になります。アシル基とは炭素原子が直鎖の配列を示す構造のことで、アセチルCoAは炭素原子が2個のアセチル基をもつ最小のアシルCoAですから間違えないようにしてください。

　アシルCoAはミトコンドリアの膜を通過してマトリックスに入ると、カルボキシ基の炭素側から2個ずつ切り離されてアセチルCoAを生じます。脂肪酸の炭素原子はカルボキシ基の側から順に α、β、γ…と数えますから、**2個目のβの炭素で切断されるこの反応をβ酸化といいます**（図5-4）。もちろん酸素を使わずに基質から水素原子を奪う酸化反応で、この時奪われた水素原子は電子伝達系に回ります。

　最初の炭素数が2n個の脂肪酸はミトコンドリアマトリックスでn個のアセチルCoAに変換されるわけですが、次章で述べるように人体内には炭素原子が偶数個の脂肪酸が多いので、通常はn個のアセチルCoAを生じて脂肪酸は完全に消費されることになります。

　しかしもし**炭素数（2n＋1）個の脂肪酸**から生じたアシルCoAがβ酸化された場合には、最終的に**炭素原子3個のプロピオン酸にCoAが結合した形で止まります**。これをもう一度β酸化すると炭素原子1個の蟻酸を生じて危険だからです。プロピオン酸は奇数個の炭素数をもつ脂肪酸のβ酸化以外に、セルロースを反芻して消化する草食動物の消化管でも大量に発生しますが、これは**スクシニルCoAに変換されてTCA回路から糖新生経路に入っていきます**。これが第3章で触れなかった**プロピオン酸からの**

糖新生です（図5-3）。

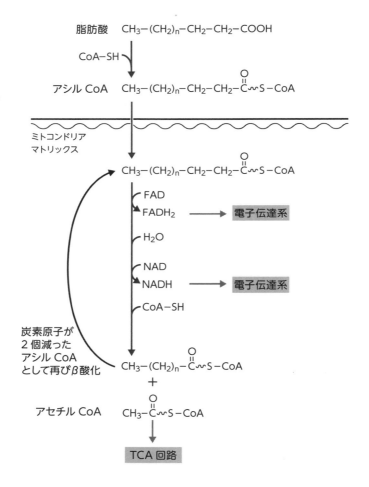

図5-4　脂肪酸のβ酸化

脂肪酸の β 酸化だけでは
TCA 回路が空焚き状態になる

　さて脂肪酸の β 酸化では大量のアセチル CoA が産生されて、これが TCA 回路で代謝されることになりますが、TCA 回路はオキザロ酢酸にアセチル CoA が結合してクエン酸になるところからはじまります（**第2章**参照）。つまり**ミトコンドリアマトリックスにオキザロ酢酸とアセチル CoA が 1：1 の等量存在しているときに最も効率よく回転する**ことになります。

　解糖系で生じたピルビン酸がミトコンドリアマトリックスに入ってくる場合、そこにはピルビン酸デヒドロゲナーゼとともに、糖新生でも活躍したピルビン酸カルボキシラーゼが存在しており、アセチル CoA とオキザロ酢酸いずれにも変換して両者の比率を 1：1 に調節できるようになっていますが、脂肪酸の β 酸化ではアセチル CoA のみが生じて比率が崩れてしまいます。

　長期間の絶食による**飢餓状態**になると、肝臓に集中している脂肪酸の β 酸化により TCA 回路で消費しきれない大量のアセチル CoA が生じて、**TCA 回路は空焚きのような状態になります**。すると過剰なアセチル CoA はアセト酢酸、3 ヒドロキシ酪酸、アセトンという 3 種類の**ケトン体**と呼ばれる物質に変換されます。アセトンは呼気中に排泄されますが、アセト酢酸と 3 ヒドロキシ酪酸は肝細胞から血液中に放出され、肝臓以外の臓器で捕捉された後、再びアセチル CoA に変換されて TCA 回路で利用されます。これが飢餓時のエネルギー代謝であり（図 5-5 Ⓐ）、多くの生化学の教科書で脂肪酸の β 酸化とケトン体合成が同じ項目にまとめられて解説されている理由です。

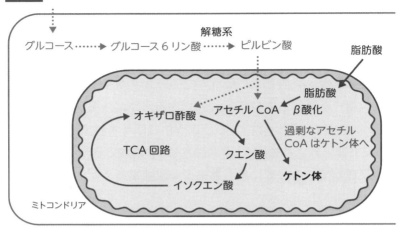

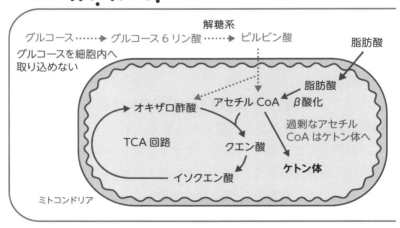

図5-5 **飢餓時と糖尿病のエネルギー代謝**

糖尿病の本質

さて飢餓という言葉とは正反対のイメージがある糖尿病ですが、**糖尿病のエネルギー代謝は飢餓時と同じ**です（図5-5 Ⓑ）。

糖尿病は血糖が高い病気と考えている人は多いと思いますが、ではなぜ血液中のグルコース濃度が高くなるのでしょうか。血糖値を下げるインスリンというホルモンが欠乏しているという解答では不十分です。ではインスリンはどのようにして血液中のグルコース濃度を下げているのでしょうか。

インスリンは血糖を下げるホルモンではなく、**グルコースの利用と貯蔵を促進するホルモン**であると覚え直してください。膵臓のランゲルハンス島からインスリンが分泌されると、それはまずグルコーストランスポーター（GLUT）というタンパク質を細胞膜表面に押し上げて、血液中を流れるグルコースを細胞内へ取り込むように作用します。この結果、血液中にあったグルコースは細胞質内に移行して解糖系の反応がはじまり、さらに十分なグルコースが供給されれば余ったグルコースをグリコーゲンに、さらに余ったアセチルCoAを中性脂肪として蓄えることになります（中性脂肪については**第6章**参照）。

トランスポーターとチャネル

「トランスポーター」という単語が出たところで、「トランスポーター」と「チャネル」について説明しておきましょう。

一般的にいうとトランスポーターというのは、物質に細胞膜を通過させるタンパク質の一種で、通過させる物質の種類によってさまざまな種類があります。さらに同じ物質を通過させる機能をもつタンパク質でも存在する臓器によって種類が異なることもあります。

細胞膜やミトコンドリアなど細胞内小器官の膜は、脂質分子が疎水基を内側に挟んで二重に並んだ微小構造をしていて、水になじむ層が水をはじく層をはさんでいるので、水溶性の物質も脂溶性の物質もそこを通過することはできません。細胞膜を物質が通過できるのは膜内に存在するタンパク質がゲートとして存在するからで、大きく分けて2種類あり、1つは**トランスポーター**、もう1つは**チャネル**と呼ばれています。チャネルはいわゆる穴の構造になっていて、それを開閉することで水や電解質など**低分子**の物質の通過を調節しています。一方のトランスポーターは分子の形を変えながらグルコースなど**高分子**の物質を通過させる機能をもっています（図5-6）。

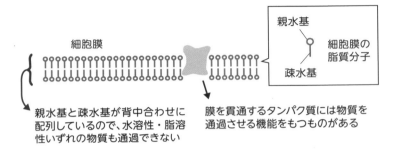

細胞膜

親水基

細胞膜の
脂質分子

疎水基

親水基と疎水基が背中合わせに
配列しているので、水溶性・脂溶
性いずれの物質も通過できない

膜を貫通するタンパク質には物質を
通過させる機能をもつものがある

チャネル

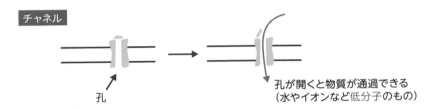

孔

孔が開くと物質が通過できる
(水やイオンなど低分子のもの)

トランスポーター

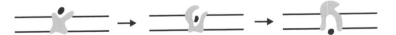

物質が結合するとタンパク質分子の形が変形して膜を通過させる
(グルコースやアミノ酸など高分子のもの)

図5-6　トランスポーターとチャネル

糖尿病とは細胞内飢餓である

　話を糖尿病に戻しましょう。血液中のグルコースをエネルギー代謝で利用し、余った分を貯蔵するのがインスリンの作用ですが、この作用が弱い病気が糖尿病です。Ⅰ型糖尿病はランゲルハンス島が破壊されてインスリンが分泌できなくなる病気（インスリンの絶対的不足）、Ⅱ型糖尿病はインスリンの効きが悪くなる病気（インスリンの相対的不足）で、Ⅱ型は成人病の1つと言われています。

　いずれの型の糖尿病も血液中にはあり余るほどのグルコースがありながら、細胞内にはグルコースが入ってこない、つまり**細胞内飢餓**という状態になります。すると肝細胞内では脂肪酸のβ酸化が亢進して大量のケトン体が産生されて血液中に放出され、全身が酸性に傾きます。この**ケトアシドーシス**と呼ばれる状態が糖尿病の本質といってもよいでしょう。ケトアシドーシスが進行すると、ピルビン酸と乳酸の変換を触媒する乳酸デヒドロゲナーゼの反応の平衡は乳酸側に傾き、さらに全身のアシドーシスに輪をかけることになります。

　失明とか腎不全とか動脈硬化による足の壊疽など一般に糖尿病の症状と思われているものは、血液中にだぶついたグルコースによって浸透圧が上昇し、血管がダメージを受けたための副次的な合併症です。

不飽和脂肪酸

　本章と次章では主にエネルギー代謝のバックアップとなる飽和脂肪酸についてお話ししています。飽和脂肪酸とは直鎖で連結した炭素原子の4個の化学結合の腕がすべて飽和した脂肪酸のことで、化学構造式では（－CH_2－CH_2－）と表記されますが、脂肪酸のなかにはこの連結の腕の一部が二重結合になった不飽和脂肪酸もあります。二重結合は（－$CH=CH$－）と表記されますが、この二重結合が直鎖脂肪酸のどこに存在するかを示す記号もあるので、ちょっと覚えておきましょう。

　まずメチル基側（CH_3－）の炭素から数えて何番目に初めての結合が存在するかをω（オメガ）であらわします。メチル基の炭素をω位（オメガ位）と呼ぶからです。最近健康によい脂質ということで「オメガ3脂肪酸」とか「オメガ6脂肪酸」が注目を集めていますが、これはそれぞれメチル基側から3番目または6番目に二重結合があることを意味しています。代表的なオメガ3脂肪酸であるαリノレン酸は18個の炭素原子が直列に結合していて3個の二重結合を含みますが、メチル基側の炭素から数えて3番目の結合が二重結合になっているのでオメガ3脂肪酸の仲間です。

αリノレン酸ω3、$\Delta^{9,12,15}$

CH_3 $CH=CH$ $CH=CH$ $CH=CH$ CH_2 CH_2 CH_2 $COOH$
CH_2 CH_2 CH_2 CH_2 CH_2 CH_2 CH_2

αリノレン酸

　3個の二重結合がそれぞれどこに存在するかはΔ（デルタ）で省略表記されますが、今度はカルボキシ基側（－$COOH$）の炭素から数えて何番目と何番目にあるかを示します。αリノレン酸の場合は$\Delta^{9,12,15}$となりますが、ちょっとややこしいことに先ほどのω3の二重結合はΔ^{15}としてあらわされることになります。

　二重結合があってもβ酸化に利用してアセチルCoAに分解することは可能ですが、不飽和脂肪酸は二重結合ゆえに直鎖の分子が屈曲していて、それが細胞膜などの生体構成成分に入ることにより、細胞が強靭な可塑性を獲得することが健康食品としての価値を高めているようです。

インスリンとカリウム

　グルコーストランスポーター（GLUT）はインスリンの作用でグルコースを血液中から細胞内に取り込むと書きましたが、このときにカリウムも同時に細胞内に取り込みます。つまりグルコーストランスポーターが正常に機能するためには血清中のカリウムが必要なのですが、原発性アルドステロン症などで低カリウム血症があると、グルコースをうまく細胞内に取り込めず、まるで糖尿病のような高血糖を示すことがあります。

　逆にカリウム製剤の過剰投与などで急性の高カリウム血症になって腎透析が間にあわないときの緊急処置としては大量のグルコースとインスリンの投与が有効です。これによって血清中に上昇したカリウムを細胞内に吸収することができ、血清カリウムが心停止を起こすほど危険なレベルに上昇するのを防ぐことができます（図5-7）。

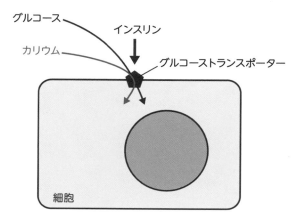

図5-7　グルコースとカリウム
グルコーストランスポーターがグルコースを細胞内に取り込むためにはカリウムが必要。

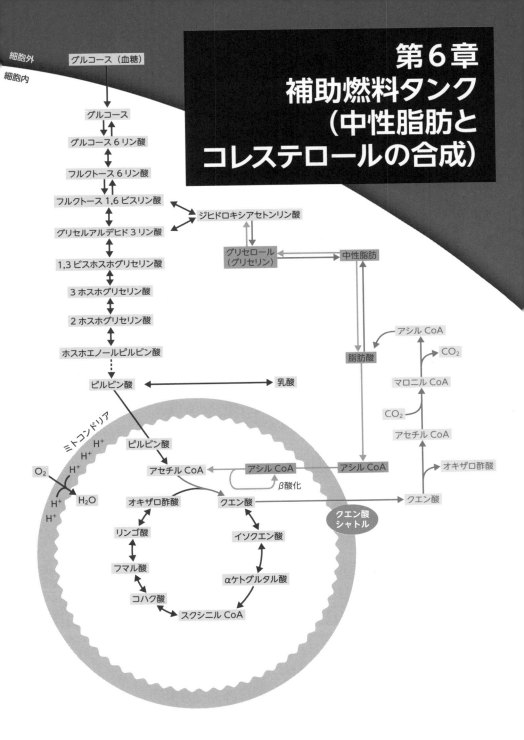

細胞外
細胞内

グルコース（血糖）

グルコース

グルコース 6 リン酸

フルクトース 6 リン酸

フルクトース 1,6 ビスリン酸

グリセルアルデヒド 3 リン酸

1,3 ビスホスホグリセリン酸

3 ホスホグリセリン酸

2 ホスホグリセリン酸

ホスホエノールピルビン酸

ピルビン酸

ジヒドロキシアセトンリン酸

グリセロール
（グリセリン）

中性脂肪

アシル CoA

CO₂

マロニル CoA

CO₂

アセチル CoA

脂肪酸

乳酸

ミトコンドリア

H⁺
H⁺
H⁺

O₂

H⁺
H₂O

H⁺

ピルビン酸

アセチル CoA

オキザロ酢酸

リンゴ酸

フマル酸

コハク酸

スクシニル CoA

クエン酸

イソクエン酸

αケトグルタル酸

アシル CoA

β酸化

アシル CoA

クエン酸

オキザロ酢酸

クエン酸
シャトル

第6章
補助燃料タンク
（中性脂肪と
コレステロールの合成）

中性脂肪分解はミトコンドリアの内、合成は外

　皮下脂肪や内臓脂肪の過剰な蓄積による肥満は、成人病の悩みを抱える現代人にとって健康を脅かす最大の問題かもしれません。飽食の時代にあっては、長期の絶食や飢餓に備えて中性脂肪を合成して貯蔵する機能も裏目に出ているようですが、この章ではその中性脂肪の合成について見ていきましょう。

　まず大切なことは中性脂肪の重要な構成成分である脂肪酸の合成は、**第5章**で見てきた**脂肪酸の分解（β酸化）の単なる逆向きの反応ではない**ということです。すでに説明したとおり、脂肪酸のβ酸化はミトコンドリアのマトリックスで起こりアセチルCoAを生じますが、脂肪酸の合成はミトコンドリアの外側の細胞質ゾルで行われます（**図6-1**）。

　そして細胞質ゾルではアセチルCoAを継ぎ足して脂肪酸を合成し、さらに解糖系の中間産物であるジヒドロキシアセトンリン酸から合成したグリセロールにエステル結合させて中性脂肪の形にするのです。

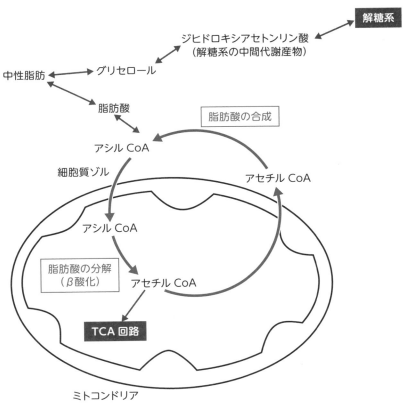

図6-1 **脂肪酸の合成と分解**

クエン酸もシャトルに乗って

　生体内の脂肪酸の原料は過剰なアセチルCoAで、これが継ぎ足されて長鎖のアシルCoAになります。そのためには、まずミトコンドリアマトリックスにあるアセチルCoAを細胞質ゾルに出さなければいけません。しかしアセチルCoAはミトコンドリアの膜を通過できないので、これを何とかする必要があります。

　うまいことにアセチルCoAをTCA回路で1つ先のクエン酸に変換すれば通過できるようになるので、クエン酸の形で脂肪酸合成の場である細胞質ゾルに出し、そこで再びアセチルCoAとオキザロ酢酸に分解します。これを**クエン酸シャトル**といいますが、糖新生におけるリンゴ酸シャトル（**第3章**参照）と似ていますね。

脂肪酸は分解も合成も炭素2個ずつ

　クエン酸シャトルでアセチルCoAを細胞質ゾルに出した後は、炭素原子数2個のアセチルCoAを継ぎ足す形で脂肪酸のアシル基を炭素2個ずつ伸ばしていきますが、アセチルCoAのままではアシル基に継ぎ足せません。そのため、いったん二酸化炭素を取り込んで炭素数3個のマロニルCoAにして、さらにアシル基に継ぎ足すときに二酸化炭素を外すというちょっと面倒な二重の手間をかけて反応させます（図6-2）。

　しかしここではミトコンドリアマトリックスで行われる**脂肪酸のβ酸化は炭素2個ずつ切断していく、細胞質ゾルで行われる脂肪酸の合成も結局は炭素2個ずつ継ぎ足していく**ということだけ覚えておいてください。ですから体内に蓄積された中性脂肪の脂肪酸の炭素原子数は偶数のものがほとんどで、β酸化に際して切りのよい偶数の数字を示すのです。また脂肪酸のβ酸化は水素原子が奪われる酸化反応でしたが、脂肪酸の合成は逆に水素原子の供給を受ける還元反応です。

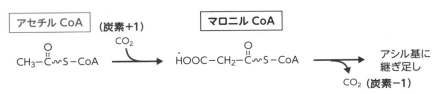

図6-2　**脂肪酸の合成**

肥満対策はまず運動

　肥満は糖尿病や高血圧などの成人病のリスクを上昇させるので、近年は肥満対策が重要になっています。肥満とは過剰な中性脂肪が蓄積することですから、これまで述べてきた中性脂肪の分解と合成のメカニズムをしっかり理解しておかなければいけません。脂肪を分解するということはミトコンドリアマトリックスで脂肪酸をアセチルCoAにするということ、そして余剰なアセチルCoAはミトコンドリアの外側の細胞質ゾルで脂肪酸から中性脂肪に再合成されて蓄積されるということ、この2点がポイントになります。

　結局中性脂肪を減らすためにはミトコンドリアマトリックスで大量に発生するアセチルCoAをTCA回路で消費して、最終的に二酸化炭素と水にしてしまわなければいけません。食べた分は運動で使い切る、これ以外に肥満解消の有効な対策はないのです（図6-3）。

　また油っこい料理を食べなければ脂肪は溜まらないと思っている方も多いようですが、これまで見てきたように、過剰な糖質摂取も結局はアセチルCoAを生み出すので、肥満の原因になります。

　健康診断で肥満に悩む受診者の方に、「いただいた給料は使い切るから貯金が溜まらないでしょう。食べたカロリーも使い切れば脂肪も溜まりませんよ」とアドバイスすると、皆さんよく理解してくださいます。

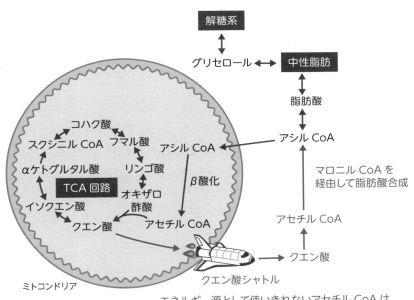

図6-3　**脂肪酸の分解と合成-運動しなければやっぱり中性脂肪は減らない**

コレステロールもアセチルCoAが原料

　アセチルCoAは実は中性脂肪のほかに、もう1つ重要な物質の原料になっています。それは**コレステロール**です。体内のコレステロールの約半分は食物中から摂取されますが、残りの半分はアセチルCoAから合成されます。コレステロールは複合環状の複雑な構造をしていますが、そのすべての炭素原子はアセチルCoAに由来します（図6-4）。

　コレステロールと聞くと中性脂肪と並んで健康の大敵のようなイメージですが、実は副腎皮質ホルモンや男性ホルモン、女性ホルモンなど**ステロイドホルモンの原料となるステロイドがコレステロールから合成される**ほか、**生体の膜の構成成分**の1つになっており、体内になくてはならない物質なのです。

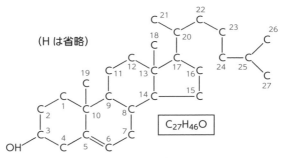

図6-4　コレステロールの構造
コレステロールは27個の炭素原子の骨格を持つがすべてアセチルCoA由来である。

脂肪やコレステロールの特殊運搬車 リポタンパク質

　脂肪やコレステロールは水に溶けないので、水溶性のタンパク質と結合したリポタンパク質（図6-5）の形で血液中を輸送されますが、リポタンパク質には大きく分けて次の4群があります（図6-6）。

　まず消化管で吸収された中性脂肪や他の脂質を肝臓に輸送するのが**キロミクロン**、次に肝臓で合成された中性脂肪を末梢の脂肪組織に輸送するのが超低密度リポタンパク質（**VLDL**）です。肝臓において合成された中性脂肪はVLDLとして脂肪組織へ輸送しなければいけませんが、VLDL合成速度が相対的に遅いと中性脂肪は肝臓に蓄積して脂肪肝となり、慢性的にそれが続けば非アルコール性脂肪性肝疾患の状態になります。

　次にコレステロールを必要な組織に輸送するのが低密度リポタンパク質（**LDL**）、組織中に余ったコレステロールを回収して肝臓に逆転送してくるのが高密度リポタンパク質（**HDL**）です。コレステロールを末梢に向けて輸送しているからLDLは悪玉と呼ばれ、コレステロールを回収してくるからHDLは善玉と呼ばれてしまっています。確かにLDLの比率が高いと動脈硬化のリスクが上昇しますが、本来リポタンパク質に善玉悪玉の区別はありません。

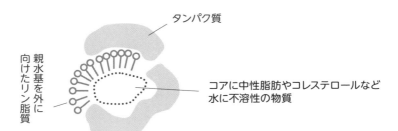

図6-5　リポタンパク質
脂質が血漿に溶けて運搬できるように表面をタンパク質やリン脂質が包んでいる。

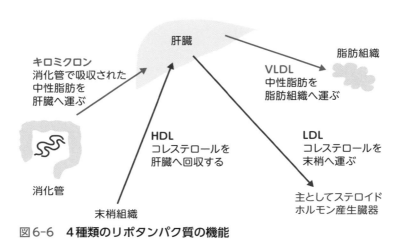

図6-6　4種類のリポタンパク質の機能

肝臓の機能

肝臓の機能も5つほどまとめて押さえておきましょう。

❶ ほとんどの**血清タンパク質は肝臓が産生**しています。最大のものがアルブミンで、これは全身の栄養状態や肝機能のよい目安になります。他にもセルロプラスミン、トランスフェリン、ハプトグロビン、リポタンパク質、各種血液凝固因子、フィブリノゲン、アンチトロンビン、アンギオテンシノゲン、CRPなど多種多様な血清中のタンパク質が肝臓で産生され、むしろ形質細胞が産生するガンマグロブリン（免疫抗体）や、腎臓が産生するエリスロポエチンのように他の臓器や細胞が産生する血清タンパク質の方が例外的な存在になります。

❷ **胆汁分泌**も肝臓の代表的な機能です。胆汁は大きく分けて2種類の成分からなり、1つは古くなった赤血球に含まれるヘモグロビンの分解産物である**ビリルビン**、もう1つはHDLが肝臓に回収してきたコレステロールから合成される**胆汁酸（コール酸）**です。この2つの成分が胆汁中に分泌された後の再吸収・排泄経路についての概略は図6-7にまとめておきました。

❸ 消化管を通じて経口的に体内に吸収された物質は原則的にほぼすべて肝門脈を経て肝臓に入りますが、有害な物質は肝細胞で**解毒（無害化）**されます。このため肝細胞には解毒に関与する滑面小胞体という細胞内小器官が多数存在します。

❹ **第8章**で見ていく**尿素合成**も肝臓で行われます。尿素だから腎臓で合成されるんだろうなどと誤解している人も多いですが、本書を手にとった読者の方はそんな笑い話のネタにならないでください。

❺ **第4章**で見てきたように、肝臓は筋肉とともに**グリコーゲンを合成・貯蔵**している臓器です。肝臓と筋肉ではグリコーゲン貯蔵の意義が異なっていたことをもう一度復習しておいてください。

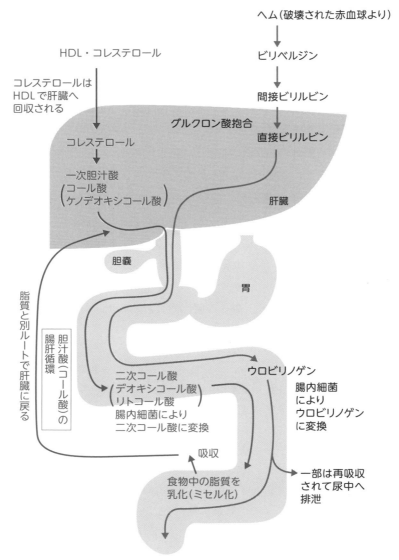

図6-7　胆汁

胆汁の主要な二大成分、胆汁酸（図の左側）とビリルビン（図の右側）の合成、排泄、再吸収経路を図示したものです。いずれの成分も肝臓で合成され、胆汁中に含まれて十二指腸のファーター乳頭から消化管に排泄され、その大部分または一部が再吸収されて再び体内に戻ってくるという似たような経路をたどります。

胆汁酸の原料となるコレステロールについては第6章で触れましたし、ビリルビンについては第9章で学習するヘモグロビンの分解産物ですから、この機会にエネルギー代謝と関連させてひとつながりの知識として覚えておきましょう。

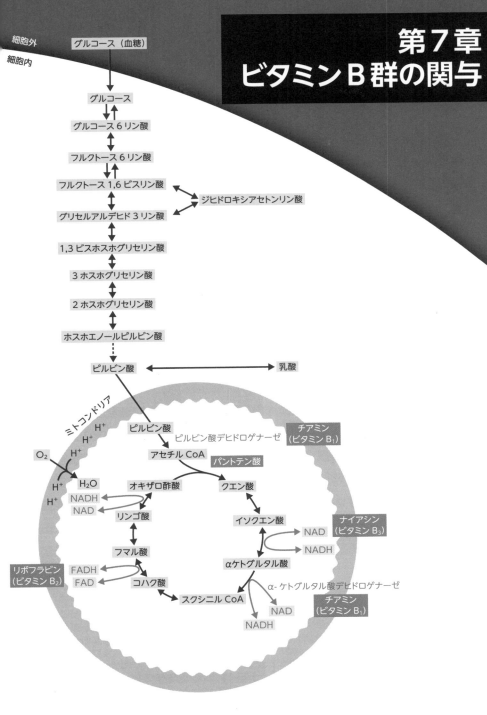

第7章
ビタミンB群の関与

ビタミンとは何か

　ビタミンとは「**生命活動に微量で作用するが、生体内で合成できないため食事で摂取しなければいけない栄養素**」と定義されています。しかし性質も機能も全く異なる物質が無秩序に命名されて羅列されているので、具体的なイメージがなかなかつかみにくいと思います。

　ビタミンは大きく**脂溶性ビタミン**（表7-1）と**水溶性ビタミン**（表7-2）の2群に分類され、そのうち脂溶性ビタミンには**ビタミンA、D、E、K**の4種があります。**ビタミンA**は視機能の維持に必要で欠乏すると夜盲症になる、**ビタミンD**はカルシウム吸収を調節していて欠乏するとクル病になる、**ビタミンE**は特に欠乏症はないが生体の抗酸化作用がある、**ビタミンK**は血液凝固に必要で欠乏すると新生児の頭蓋内出血などを引き起こす、などと何となくイメージをつくりやすいですが、水溶性ビタミン（ビタミンB、C）は具体的なイメージがつかみにくいのではないでしょうか。

　ただ**ビタミンC**は結合組織の維持強化に必要で、欠乏すると**壊血病**になるというのはコロンブスの航海と柑橘類の植樹の物語に関連して比較的有名ですが、**最も難解なのが水溶性のビタミンB群**です。

表7-1 脂溶性ビタミン（4種類）

名称	化合物名	機能	欠乏症	過剰症
ビタミンA	レチノール	視覚機能	夜盲症	食欲不振 胎児奇形
	レチナール	細胞の分化		
	レチノイン酸			
ビタミンD	エルゴカルシフェロール	骨代謝	クル病 骨軟化症	高カルシウム血症 腎障害
	コレカルシフェロール			
ビタミンE	トコフェロール	抗酸化作用	－	なし
	トコトリエノール			
ビタミンK	フィロキノン	血液凝固 骨代謝	新生児メレナ 頭蓋内出血	なし
	メナキノン			

表7-2 水溶性ビタミン（9種類）

名称	化合物名	機能	欠乏症
ビタミンB$_1$	チアミン	本文参照	脚気
ビタミンB$_2$	リボフラビン	本文参照	－
ナイアシン （ビタミンB$_3$）	ナイアシン ニコチン酸 ニコチンアミド	本文参照	ペラグラ
パントテン酸 （ビタミンB$_5$）	パントテン酸	本文参照	－
ビタミンB$_6$	ピリドキシン ピリドキサール ピリドキサミン	本文参照	－
葉酸	プテロイルグルタミン酸	本文参照	巨赤芽球性貧血
ビタミンB$_{12}$	アデノシルコバラミン メチルコバラミン ヒドロキシコバラミン シアノコバラミン	本文参照	悪性貧血 （巨赤芽球性貧血）
ビオチン	ビオチン	本文参照	－
ビタミンC	アスコルビン酸	結合組織の維持・強化など	壊血病

支離滅裂なビタミンB

　なぜビタミンBだけはこれだけ種々雑多な物質が、あるものは番号をつけられ、あるものは別の名前で呼ばれながら十把一絡げに「ビタミンB群」などとまとめられているのか、実に不思議なものがあります。一説には脂溶性ビタミンをAとし、水溶性ビタミンをBにしようと予定していたところ、各種の水溶性ビタミンが続々と発見されてB_1、B_2と呼ぶうちに命名が後手に回ったとの話もありますが、こうなってしまった以上、学習する方はそれに順応しなければいけません。

　ビタミンB群はこれまで述べてきたエネルギー代謝に深く関与するものが多く、この支離滅裂なビタミンB群のイメージをつかむにはエネルギー代謝をもう一度復習するのが有用です。

かつては国民病だったB₁欠乏症の脚気

TCA回路にはビタミンB群が4つ関与しています。まず最も重大な影響を与えるのが**ビタミンB₁（チアミン）**で、これは**ピルビン酸デヒドロゲナーゼとαケトグルタル酸デヒドロゲナーゼの反応に関与**します。これらの酵素はいくつかのユニットよりなる酵素複合体を形成していますが、それらの反応を協同させる歯車のような役割をするのがチアミンです。これらの酵素は基質から二酸化炭素を1分子引き抜いてCoAを結合させる、つまりピルビン酸からアセチルCoAへ、あるいはαケトグルタル酸からスクシニルCoAへという炭水化物の重要なエネルギー産生反応に関与していますから、ビタミンB₁の欠乏はきわめて深刻な事態を招くのは明らかです（第7章カバー図参照）。

　ビタミンB₁欠乏のためにこの重要な反応が障害される疾患が、かつてわが国の国民病とまで言われた**脚気**です。精米された白米中心の食事ではビタミンB₁が欠乏し、さまざまな神経症状や心不全を起こして死亡する患者も多かったのですが、明治時代の海軍軍医だった高木兼寛が栄養素の欠乏による疾患であることを実証しました（**「ちょっと寄り道」**参照）。本当は肉食を含む洋食への転換が最も有効だったのですが、洋食を嫌う日本人のために米食から麦食やパン食へ切り替えたところ、脚気の予防に成功したのです。後にこの業績が、ビタミン一般の発見につながる医学史上の大きなエポックになりました。

B₂とB₃は酸化還元反応の立役者

　次に**ビタミンB₂（リボフラビン）**と**ビタミンB₃（ナイアシン、ニコチンアミド）**はともに基質から奪った水素の受容体（酸化反応）あるいは基質に対する水素の供与体（還元反応）として**酸化還元反応に関与**しています。

　これまでの章では単に水素原子を奪うとだけ書いてきましたが、これは水素原子単体を基質から引き抜くわけではありません。リボフラビンにDNAやRNAやATPと共通のアデノシンとリン酸が結合した**FAD**と表記される物質（フラビンアデニンジヌクレオチド）、またはニコチンアミドにアデノシンとリン酸が結合した**NAD**と表記される物質（ニコチンアミドアデニンジヌクレオチド）が、**図7-1**のように水素の受け渡しをするのです。あとNADにリン酸が結合したNADP（ニコチンアミドアデニンジヌクレオチドリン酸）もあり、NADとほぼ変わらない作用をしますが、脂肪酸合成の際には水素供与体としてNADPHが必要です。生化学の教科書では簡単にFAD/FADH、NAD（P）/NAD（P）Hなどと記載されてしまう物質ですが、これもビタミンB群由来と覚えておきましょう。

　ビタミンB₂には致命的な欠乏症はありませんが、ビタミンB₃には皮膚炎や消化管症状を伴う慢性消耗性疾患のペラグラという欠乏症があり、トウモロコシ中心の食生活を改善することにより予防できたことは、わが国の国民病だった脚気と似たような事情でした。

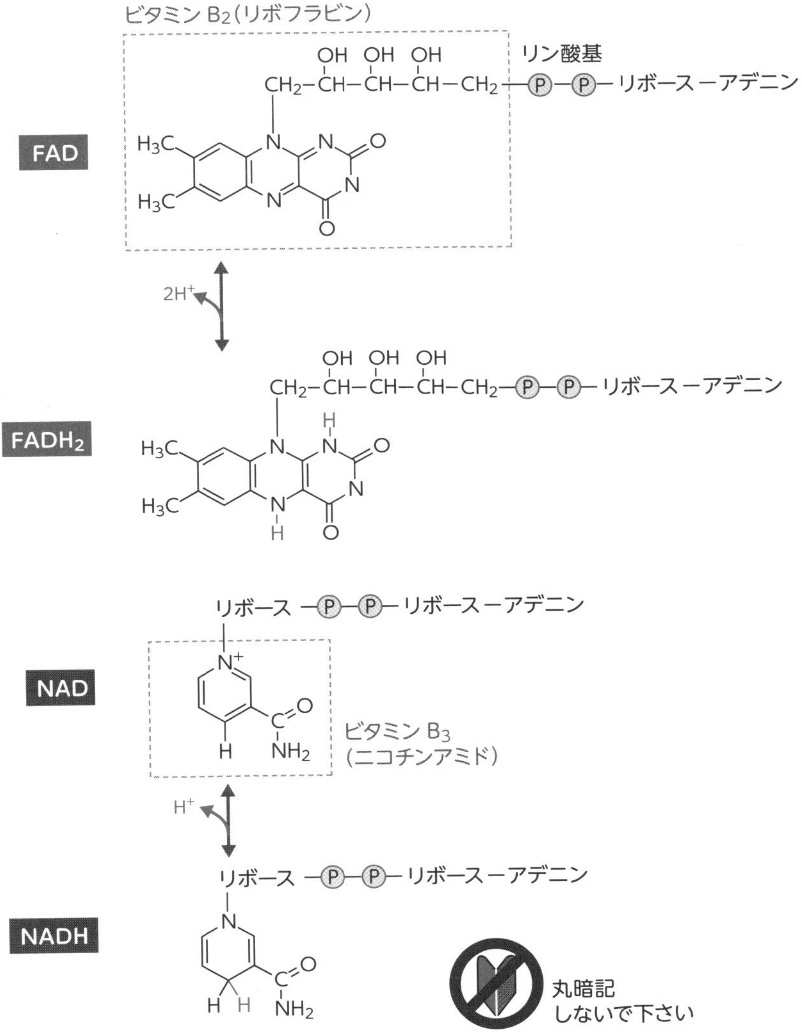

図7-1　水素受容体・供与体としてのビタミンB群

勉強家のなかには、こういうCやHやNが亀の子をつくったり鎖のように連結しているのを見ると、どうしても記憶しておかなければ気がすまないという人も多いと思います。確かにこういう物質を専門に研究する人は複雑な化学構造式も覚えておかなければいけないでしょうが、そうでない人はとりあえず「FAD（H）」あるいは「NAD（H）」という水素受容体（供与体）として押さえておいて、まず人体のエネルギー代謝の基本をマスターすることに専念することに努めてください。どうしても覚えたいんだという人は、解糖系とTCA回路と電子伝達系を十分に理解したうえなら丸暗記しても構いません。

コエンザイムＡの部品となるB₅

　TCA回路に関与する４つ目のビタミンBは**パントテン酸**で、**ビタミンB₅**ということもあります。しかし先ほどのナイアシン（ニコチンアミド）もパントテン酸もあまり番号で呼ぶことは多くないようです。

　パントテン酸は**CoA（コエンザイムA）の構成成分の１つ**ですが（図7-2）、食材中に広く分布しているので欠乏症はありません。

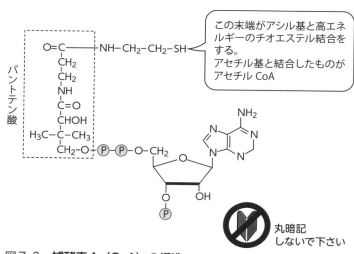

この末端がアシル基と高エネルギーのチオエステル結合をする。
アセチル基と結合したものがアセチルCoA

丸暗記しないで下さい

図7-2　補酵素A（CoA）の構造

その他のビタミンB群

　これらの他にも、**ビタミンB₆（ピリドキシン）** はアミノ基転移反応や、グリコーゲン分解の際のグリコーゲンホスホリラーゼの反応に関与、**ビタミンB₇（ビオチン）** はピルビン酸をオキザロ酢酸に変換するピルビン酸カルボキシラーゼや、脂肪酸合成の際のアセチルCoAをマロニルCoAに変換する反応に関与します。また**ビタミンB₁₂（コバラミン）** は**葉酸**とともに赤血球の母体である赤芽球の核形成に関与するほか、プロピオン酸からの糖新生にも関与します。

ちょっと寄り道

ビタミンの雑学

　ビタミン一般に関して雑学的なことを追加すると、ナイアシンはトリプトファンから合成されるし、ビタミンDは日光浴をすればコレステロール代謝過程において皮膚で合成されるので、厳密な意味でビタミンとは言えません。

　あと人間の脂肪組織の色は鮮やかな黄色ですが、これはビタミンAの中間代謝産物が貯蔵されている本来の色です。しかし日本で売られている霜降りの肉など食肉の脂肪が純白なのは、これらの家畜の飼料にはビタミンAが抜いてあるからだそうです。

　南極大陸の一角に、ビタミン研究に業績を上げた世界の学者の名前とともに、高木岬という地名がありますが、これはもちろん脚気の予防法を実証した高木兼寛に由来します。海軍軍医大監であった高木は、当時の軍艦龍驤が遠洋航海中に多数の死者を含む脚気患者を出して航海不能になったことに危機感を抱き、1884年（明治17年）に遠洋航海に出る軍艦筑波の艦内食にタンパク質を加えて同じ航路をほぼ同じ行程で航海させたところ、脚気の予防に成功しました（図7-3）。当時としてはまだ珍しい疫学実験でしたが、これが後にビタミン発見の契機になったことから、世界ではこの業績を高く評価して南極の岬に高木の名前を刻んだのでした。しかしこの地名が命名されたことを知らされた時、日本人は誰一人として高木の業績を知る者がなかったといいます。

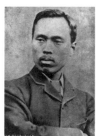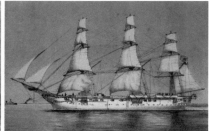

図7-3　高木兼寛と軍艦筑波
写真提供：左）東京慈恵会医科大学、右）公益財団法人水交会

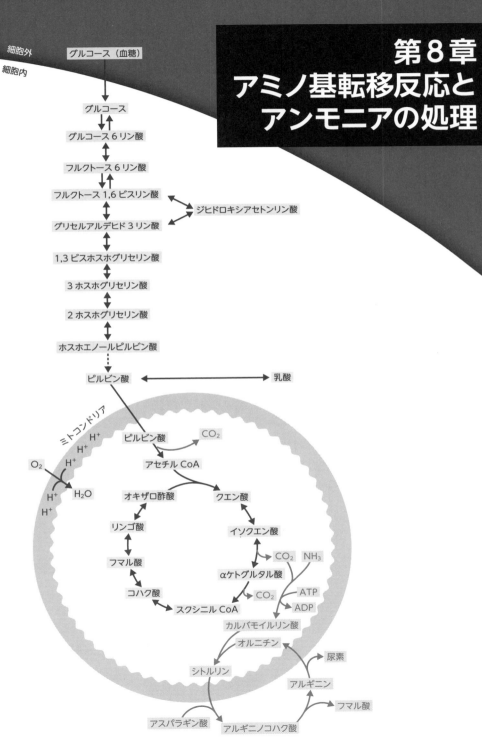

細胞外

細胞内

グルコース（血糖）

グルコース

グルコース6リン酸

フルクトース6リン酸

フルクトース1,6ビスリン酸 → ジヒドロキシアセトンリン酸

グリセルアルデヒド3リン酸

1,3ビスホスホグリセリン酸

3ホスホグリセリン酸

2ホスホグリセリン酸

ホスホエノールピルビン酸

ピルビン酸 → 乳酸

ミトコンドリア

H^+
H^+
O_2 H^+
H^+ H_2O
H^+

ピルビン酸 → CO_2

アセチルCoA

オキザロ酢酸 クエン酸

リンゴ酸 イソクエン酸

CO_2 NH_3

フマル酸 αケトグルタル酸

ATP

コハク酸 CO_2 ADP

スクシニルCoA

カルバモイルリン酸

オルニチン

シトルリン 尿素

アルギニン

フマル酸

アスパラギン酸 アルギニノコハク酸

トランスアミナーゼの働き

　アミノ酸からアミノ基を引き抜くと炭水化物としてエネルギー代謝に転用できることは**第3章**で述べました。しかしその際に困るのは引き抜かれたアミノ基が**アンモニアとして遊離してしまう**ことで、たとえ微量であってもアンモニアが体循環の血液中に入れば人間は昏睡状態から死に至ります。だから**アミノ基転移反応では危険なアンモニアが遊離しないように、別の化合物にアミノ基を転移させる**のです。

　例えばアラニンをピルビン酸に変える場合には**アラニントランスアミナーゼ（ALT）**という酵素がアラニンのアミノ基をαケトグルタル酸に転移させますし、アスパラギン酸をオキザロ酢酸に変える場合には**アスパラギン酸トランスアミナーゼ（AST）**という酵素がアスパラギン酸のアミノ基をαケトグルタル酸に転移させます（図8-1）。この反応の矢印の右側の基質の名前を見てください。ALTはかつて**GPT**と呼ばれていましたが、これはグルタミン酸ピルビン酸トランスアミナーゼの頭文字です。ASTもかつて**GOT**と呼ばれていましたが、これはグルタミン酸オキザロ酢酸トランスアミナーゼの頭文字です。

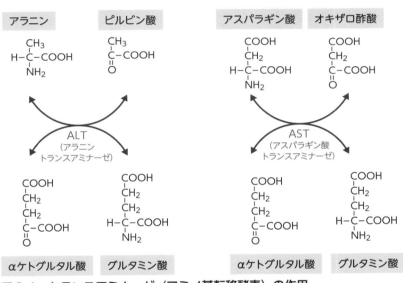

図8-1　トランスアミナーゼ（アミノ基転移酵素）の作用

酸化的脱アミノ

　いずれもアミノ基を転移された α ケトグルタル酸はグルタミン酸になりますが、これでは一方で炭水化物はできるけれどもグルタミン酸ばかり溜まってしまうじゃないかと思われたことでしょう。ところがグルタミン酸には**酸化的脱アミノ**という奥の手があります。グルタミン酸デヒドロゲナーゼ（GLDH）という酵素は、NAD または NADP を受容体としてグルタミン酸から水素を奪い、アンモニアを遊離させて α ケトグルタル酸に変換します（図 8-2）。

　つまり他のアミノ酸はアミノ基をパス回しのように α ケトグルタル酸に受け渡しグルタミン酸に変えた末、最終的にグルタミン酸がアンモニアを遊離させてゴールシュートを決めるようなものです。

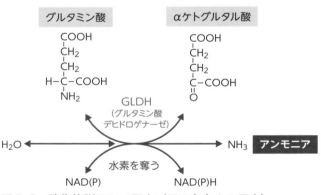

図 8-2　酸化的脱アミノ反応（図の右向きの反応）

尿素回路でアンモニアを無害化

　そして**この遊離したアンモニアは肝細胞で行われている尿素回路で無害な尿素に変換されて解毒されます**ので、次に尿素回路について見ていきましょう。

　尿素回路の最初の反応は、①遊離アンモニアと二酸化炭素からATPを使って**カルバモイルリン酸**を合成することです。この反応はミトコンドリアマトリックスで行われ、②カルバモイルリン酸はミトコンドリアに入ってきたオルニチンと結合してシトルリンになり、ミトコンドリアから出ていきます。その後、③アスパラギン酸と反応してアルギニノコハク酸になり、フマル酸が抜けてアルギニンになり、④さらに尿素が抜けてオルニチンになって、尿素回路は1回転します。そのため、尿素回路は別名**オルニチン回路**とも呼ばれます（図8-3）。

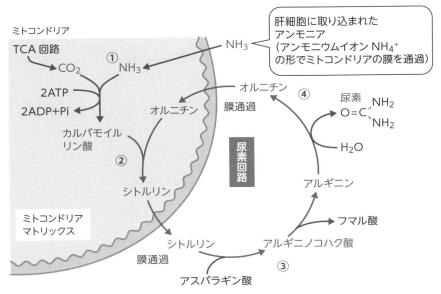

図8-3　尿素回路

尿素回路は二酸化炭素でスタート

　ではなぜ尿素回路の最初の反応、遊離アンモニアと二酸化炭素からカルバモイルリン酸ができる過程はミトコンドリアマトリックスで行われるのでしょうか。

　それはミトコンドリアマトリックスではTCA回路が回っていますし、ピルビン酸からアセチルCoAも形成されていますから、**ミトコンドリアマトリックスは細胞内で最も二酸化炭素濃度が高い場所**だからです。

　少しずついろいろな事項の関連が見えてきましたね。我々の細胞はエネルギープラントであるミトコンドリアの排気ガス（二酸化炭素）を使って劇物の処理を行っているのです。何とエコロジカルな話ではありませんか。

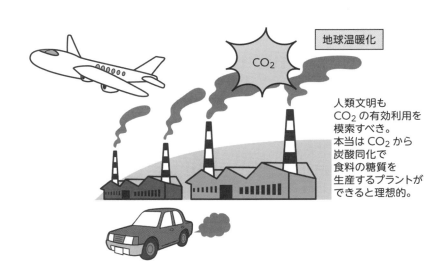

地球温暖化

CO_2

人類文明も
CO_2 の有効利用を
模索すべき。
本当は CO_2 から
炭酸同化で
食料の糖質を
生産するプラントが
できると理想的。

肝門脈がなければ人は即死する

　次になぜ尿素回路は肝臓で行われているのか考えてみましょう。少し生化学を離れて解剖学の話になります。

　人体の中で大量のアンモニアが発生している意外な場所があります。それは**消化管**です。消化管の中にはさまざまな細菌が住みついて細菌叢を形成していますが、尿素を分解してアンモニアを発生させる菌や、食物中のタンパク質を分解したアミノ酸からアミノ基を外してアンモニアを発生させる菌もいて、特に肉食の場合にはかなりの量のアンモニアが消化管粘膜を通じて血液中に吸収されます。これがそのまま心臓に戻って全身に循環すれば間違いなく即刻昏睡に陥りますが、消化管で発生した**アンモニアのフィルターになっているのが肝臓**です。

　消化管のほぼ全域の毛細血管から流出する静脈血は**肝門脈**という大きな血管となって肝門部から肝に流入します（図8-4）。そして肝臓の毛細血管に相当する**類洞**という肝細胞の間の細い隙間を通り抜ける間にアンモニアが除去され（図8-5）、肝静脈から心臓へ向けて送り返されます。

　全身の血管は、心臓を出て毛細血管までが動脈、毛細血管から心臓へ帰るまでが静脈と分類されますが、いずれにも属さず毛細血管を出て次の毛細血管までをつなぐ血管が門脈であり、人体では肝門脈と脳下垂体門脈の2カ所しかありません。

　肝門脈は消化管の毛細血管に吸収された炭水化物やアミノ酸、脾臓で破壊された赤血球のヘモグロビンから発生したビリルビンを肝臓に運搬するという意義もありますが、それよりもっと緊急度の高い、消化管で発生したアンモニアを除去するために存在すると言っても過言ではありません。

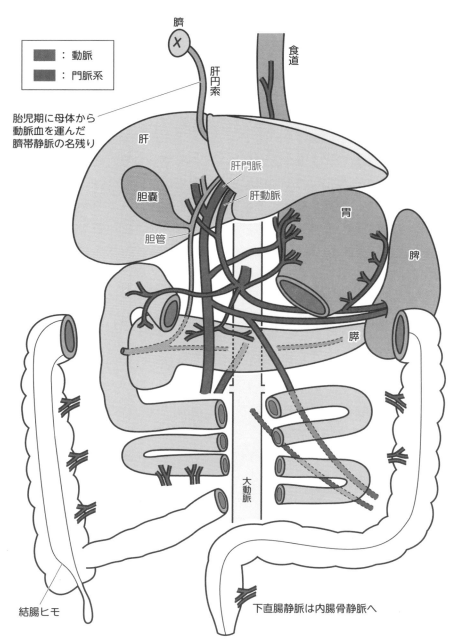

凡例
- ■ : 動脈
- ■ : 門脈系

胎児期に母体から
動脈血を運んだ
臍帯静脈の名残り

臍

肝円索

食道

肝

肝門脈

胆嚢

肝動脈

胃

胆管

脾

膵

大動脈

結腸ヒモ

下直腸静脈は内腸骨静脈へ

図8-4 腹腔内の血液の流れ

中央の太い血管が肝門脈で、腹腔内の静脈血を集めて肝臓に入る。

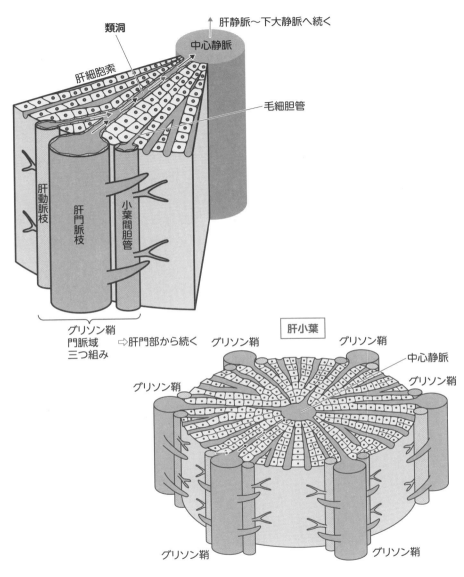

図 8-5　肝臓のさまざまな機能を支える構造

肝臓のさまざまな機能を支える構造

　すでに**第6章**の**「ちょっと寄り道」**で見てきたように、肝臓はさまざまな機能を果たしていますが、それらを支える特殊な構造をしています。肝臓は小葉という機能単位がいくつも集合した構造になっており、それらを模式的に描いたのが**図8-5**です。

　図8-4で示したように肝臓には肝動脈と肝門脈の２本の血管が入り、これらは胆汁を運び出す胆管とともに肝臓内で細かく枝分かれしていきます。この肝動脈・肝門脈・胆管の３本が並走する構造を**グリソン鞘**といいます。

　肝動脈枝は大動脈から肝臓に酸素を供給する血管、肝門脈枝は腹腔内の消化器や脾臓から出た静脈血を集めた血管で、これらは末梢で類洞と呼ばれる隙間を流れて小葉中心静脈（単に中心静脈ともいう）に流れ込みますが、この類洞周囲には肝細胞が束状に並んで、栄養素の吸収や、血糖の調節や、アンモニアなどの解毒作用を果たしているのです。

　小葉中心静脈は次第に太く集まって肝静脈となり、肝臓の背側面から下大静脈に流れ込みます。こうして肝臓から出て大静脈に戻る血液は、類洞を通っていく間に肝細胞の尿素回路によってアンモニアが除去されています。

肝硬変の危険性

　しかしこれだけ重要な働きをしている割には、肝臓の血液の流れには致命的な脆弱性があります。図8-5で示したように肝動脈と肝門脈と胆管の枝が集合した構造をグリソン鞘といいますが、数個のグリソン鞘で囲まれた領域を**肝小葉**といい、中心に小葉中心静脈が位置しています。肝動脈と肝門脈の血液は小葉の周辺から小葉中心静脈に向かって集中するので、構造的に肝内の血流は渋滞しやすいのです。

　慢性肝炎で肝細胞の破壊と再生がくり返されて肝硬変に至ると、この小葉構造が変形して血液はさらに流れにくくなり、特に肝門脈血が渋滞すると肝臓のフィルターを経ずに大静脈への抜け道を通ってしまい、消化管で発生したアンモニアが直接全身に回ることになります（図8-6）。肝硬変の患者さんはなるべく肉食を避けた方がよいと言われるのは、消化管の中でタンパク質が分解されたアミノ酸から発生するアンモニアを減らすためなのです。

　消化管は口から肛門まで続く1本の管になった臓器ですが、他のすべての臓器と同様、動脈が運んできた血液から酸素を受けとった後に静脈へ返します。しかし消化管は酸素を受けとった後の血液中にアンモニアを含んでおり、そのまま静脈に返すことはできません。消化管内には細菌叢があって、食物中のアミノ酸を分解してアンモニアを発生させる細菌も住んでいるからです。またピロリ菌のように尿素を分解してアンモニアを発生させるものもいます。

　これらのアンモニアは消化管の毛細血管から血液中に吸収されますから、その血液を**そのまま静脈に返すと高アンモニア血症となって致命的な結果になってしまうのです。**そこで**消化管の大部分から出る静脈血はいったん**

肝門脈に入って肝臓でアンモニアを除去されます。肝臓はいわばフィルターとして働いているわけです。

図8-6で薄赤く示した部分の消化管から流出する静脈血は肝門脈に入りますが、食道から上と、直腸の下部から流出した静脈血は直接大静脈に帰ります。この部分にはアンモニアを産生する細菌もほとんどいないのでそれほど危険はありません。静脈血が肝門脈に流れるか、大静脈に流れるか、図の紅白の境界部分が分水嶺になります。ちょうど日本列島の背骨の山脈を境にして雨水が太平洋に注ぐか、日本海に注ぐか、という状況と似たところがありますね。しかし肝硬変を起こすと本来肝門脈に流れるはずだった血液が、この分水嶺を超えて大静脈に逆流するため、これが高アンモニア血症の原因になってしまうのです。

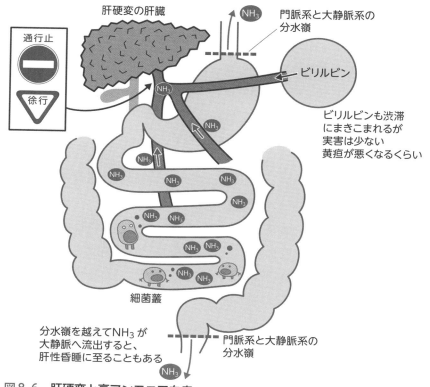

図8-6 **肝硬変と高アンモニア血症**

アンモニアは
生体に必要な素材でもある

　さてアンモニアは前述したように体内に微量でも遊離すると致死的ですが、では体内で発生したアンモニアは尿素にして完全に除去してしまえばそれで済むのでしょうか。**動物の体は実は相当な量のアンモニアを必要としている**と言うと、多くの人は驚かれると思います。しかし体内に相当量のアンモニアを蓄積しておかなければ動物は生存することはできないのです。

　栄養学的に必須アミノ酸とはロイシン、イソロイシン、リシン、メチオニン、フェニルアラニン、トレオニン、トリプトファン、バリン、ヒスチジンの9種を指すことが多いですが、これらは体内で合成することができず、食事として摂取しなければいけません。ではそれ以外の非必須アミノ酸は特に食事で補給しなくても大丈夫なのはなぜでしょうか。それは主として体内にふんだんに存在する炭水化物から合成できるからです。

　第3章ではアミノ酸をエネルギー代謝に利用するための糖新生について述べましたが、非必須アミノ酸の生合成は糖新生の逆反応であることに気づけば、体内でアンモニアが必要とされる理由がおわかりになるでしょう（図8-7）。つまり**糖新生ではアンモニアは有害な廃棄物ですが、非必須アミノ酸の生合成ではアンモニアは不可欠の素材**なのです。

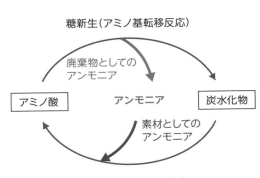

糖新生（アミノ基転移反応）

廃棄物としてのアンモニア

アミノ酸　　　アンモニア　　　炭水化物

素材としてのアンモニア

非必須アミノ酸の生合成

図8-7　**アンモニアの二面性**

グルタミンとグルタミン酸

　人間の体は廃棄物としてのアンモニアと、素材としてのアンモニアをいかにして調和させているのでしょうか。アンモニアの遊離はごく微量たりとも許さない、しかしアンモニアを必要とする場所には十分に供給する、そんな都合のよいシステムのキーになる物質が**グルタミン酸**です。

　αケトグルタル酸はいくつかのアミノ基転移反応においてアミノ基を受け取ってグルタミン酸になり、一部は酸化的脱アミノという反応でアンモニアを遊離してαケトグルタル酸に戻りますが、もう1つの反応としてアミノ酸側鎖の端にあるカルボキシ基にアミノ基がアミド結合してグルタミンになります（図8-8）。この**グルタミン酸とグルタミンの相互変換**こそ生体内のアンモニア調節メカニズムの最も重要な反応です。

　グルタミン酸が遊離したアンモニアと結合してグルタミンになる反応はグルタミン合成酵素が触媒し、逆にグルタミンがアンモニアを放出してグルタミン酸になる反応はグルタミナーゼが触媒し、それぞれの酵素の平衡はほぼ完全に一方通行になっています。つまり望ましくない場所にアンモニアが遊離すればグルタミン合成酵素で即座に吸収し、アンモニアが必要な場所にはグルタミナーゼでこれも即座に必要十分量を供給できるのです。

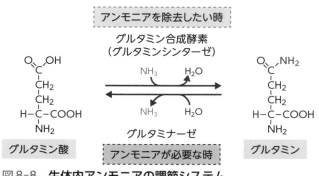

図8-8　**生体内アンモニアの調節システム**

ちょっと寄り道

溢れた門脈血

　肝炎ウイルス、アルコール、脂肪肝などによって肝細胞が破壊されると、肝細胞は再生能力を発揮して再生しますが、破壊と再生がランダムに進行するため、動脈血と門脈血が周辺のグリソン鞘から中心静脈へ流れ込む繊細な小葉構造までを元通りに再生することはできません。肝臓の小葉構造は、郊外から都心部へ主要道路が放射状に集中する東京やパリのような都市と似ていて、道路が通行しにくくなればたちまち交通渋滞が発生します（図8-5、8-6）。肝臓でも小葉構造が変形すると血流が渋滞しますが、この渋滞は動脈血よりも門脈血の方が顕著です。動脈血は心臓の収縮期圧を直接受けていますから、多少の小葉構造の変形などお構いなく肝臓内を通過していきますが、圧の弱い門脈血は肝臓にさえ入れず周囲に溢れることになります。

　溢れた門脈血はどこへ逃げ道を見つけるかというと、肝門脈系と大静脈系の分水嶺に当たる部分、すなわち上部では胃と食道の境界部から食道側へ、下部では直腸から肛門側へ流れ出てしまうのです。本来なら肝臓を通過すべき血液が直接大静脈の方へ流れてしまうのですから、そこに含まれるアンモニアは当然全身に回りますし、また普通なら処理しきれない量の血液が食道や肛門の静脈に流れるので、食道の静脈が拡張して食道静脈瘤、直腸肛門の静脈が拡張して痔の悪化を招きます。この食道静脈瘤が破裂すると大出血を起こして、肝硬変患者の死亡原因となることも多いです。

　また溢れた門脈血は胎生期の臍帯の痕跡に沿った血管を通じて腹壁に逃げることもあり、ちょうど臍を中心に静脈がウネウネと怒張して、ギリシャ神話に登場する髪の毛1本1本が蛇だったという怪物メデューサのように見えることから、この所見を「メデューサの頭」と呼びます（図8-9）。

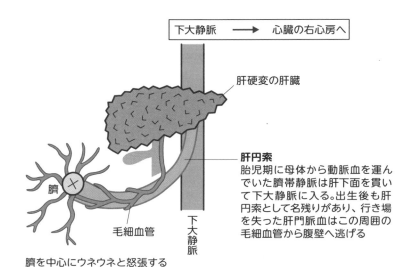

下大静脈 ⟶ 心臓の右心房へ

肝硬変の肝臓

肝円索
胎児期に母体から動脈血を運んでいた臍帯静脈は肝下面を貫いて下大静脈に入る。出生後も肝円索として名残りがあり、行き場を失った肝門脈血はこの周囲の毛細血管から腹壁へ逃げる

臍

毛細血管

下大静脈

臍を中心にウネウネと怒張する腹壁の静脈

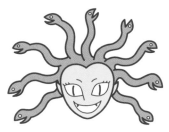

メデゥーサ：
毛髪1本1本が毒蛇だったという
ギリシャ神話の怪物(ただし元は絶世の美女)

図8-9　メデゥーサの頭

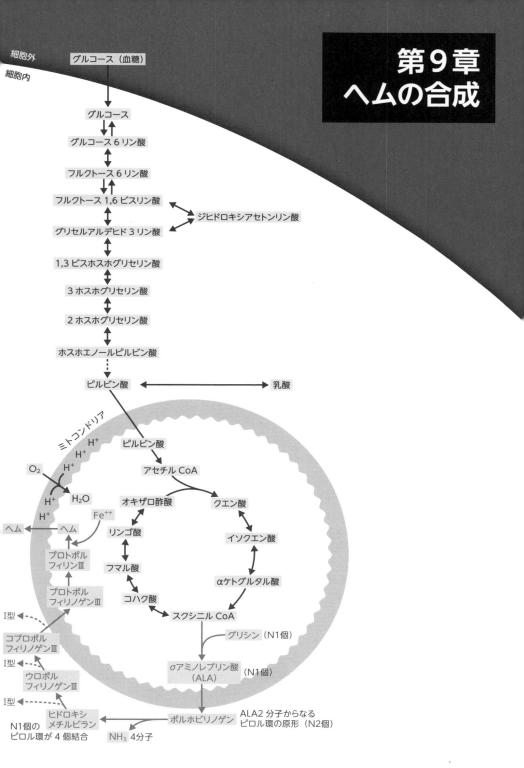

細胞外
細胞内

グルコース（血糖）

グルコース

グルコース 6 リン酸

フルクトース 6 リン酸

フルクトース 1,6 ビスリン酸 ⟷ ジヒドロキシアセトンリン酸

グリセルアルデヒド 3 リン酸

1,3 ビスホスホグリセリン酸

3 ホスホグリセリン酸

2 ホスホグリセリン酸

ホスホエノールピルビン酸

ピルビン酸 ⟷ 乳酸

**第 9 章
ヘムの合成**

ミトコンドリア

H^+
H^+
O_2
H^+
H_2O
H^+
Fe^{++}

ピルビン酸

アセチル CoA

オキザロ酢酸　　クエン酸

リンゴ酸　　　イソクエン酸

ヘム ← ヘム

プロトポル
フィリンⅢ

フマル酸　　αケトグルタル酸

プロトポル
フィリノゲンⅢ

コハク酸　　スクシニル CoA

Ⅰ型 ◀╌╌
コプロポル
フィリノゲンⅢ

グリシン（N1個）

Ⅰ型 ◀╌
ウロポル
フィリノゲンⅢ

σアミノレブリン酸
（ALA）　（N1個）

Ⅰ型 ◀╌╌╌

ヒドロキシ
メチルビラン　　　ポルホビリノゲン　　ALA2 分子からなる
ピロル環の原形（N2個）

N1個の
ピロル環が 4 個結合　　NH_3 4分子

ヘモグロビンの構造

ヘムは赤血球のヘモグロビンに組み込まれて酸素運搬に重要な役割を果たす物質です。中心に２価の鉄原子をもっていますが、その概略は４個のピロル環が平面的に並んでポルフィリン環を形成し、その中心に鉄原子が鎮座した構造を示します（図9-1）。この合成にはミトコンドリアが非常に重要な役割を果たし、しかもこれまで述べてきたエネルギー代謝とも意外なほど密接に関連しています。

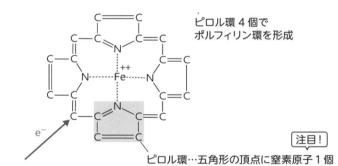

ピロル環４個で
ポルフィリン環を形成

Fe^{++}

e$^-$

注目！

ピロル環…五角形の頂点に窒素原子１個

Fe^{+++} トランスフェリンで赤芽球に運ばれてくる鉄は３価であり、これを２価にしなければ酸素運搬能力は示さない

図9-1 ヘモグロビンに含まれるヘムの基本構造
このヘムがグロビンタンパク質に組み込まれてサブユニットを形成し、そのサブユニットが４個集合した四量体がヘモグロビンである。

ヘムはミトコンドリアの中で生まれる

　ヘモグロビンを含む赤血球は、他の白血球や血小板などの血液細胞とともに骨髄で生まれます。骨は動物の体を支える頑丈な骨格系を形成していますが、骨の内部は骨髄と呼ばれる空洞になっています。細胞同士が群れない、結合して何かの形をつくらない、いわば一匹狼の血液細胞（血球）たちは、この頑丈な骨で守られた骨髄のなかで生まれ成熟していきます。

　すべての血球の生みの親となる多機能造血幹細胞はまずリンパ系幹細胞と骨髄系幹細胞に分化、リンパ系幹細胞の方は胸腺やリンパ節などのリンパ組織に移って成熟しますが、一方の骨髄系幹細胞からは骨髄球、巨核球、赤芽球の3兄弟が生まれ、いずれも骨髄で成熟していきます。ちなみに骨髄球は好中球、好酸球、好塩基球、単球など多彩な白血球に分化、巨核球は血小板に分化、赤芽球はヘモグロビンを合成しながら赤血球へ分化と、それぞれの道を歩み始めることになるのです。

　では赤血球のヘモグロビン（ヘム）の合成について見ていきましょう。

　まずヘム合成の第一ステップは**δアミノレブリン酸**（通常 **ALA** と省略）からはじまりますが、これはミトコンドリアマトリックスで**スクシニルCoAとグリシンから合成されます**。ミトコンドリアマトリックスではTCA回路が回っていますから、原料となるスクシニルCoAは豊富にあるわけですが、もう1つのグリシンは炭素の4番目の腕に水素原子を1個持つだけの最も単純なアミノ酸です（図9-2）。しかしアミノ酸ですからアミノ基に窒素原子を1個持っており、したがって**ALAも窒素原子を1個持つ**ことになります。これをちょっと意識しておいてください。

ヘムはミトコンドリアの外で成長する

　ALAはミトコンドリアから細胞質ゾルに出ていって、ALA 2分子から1個の**ポルホビリノゲン**になってピロル環の原型をつくりますが、この段階でポルホビリノゲンは2個の窒素原子をもっています。そしてこれが4分子直列に並んでヒドロキシメチルビランになりますが（図9-3）、これがそのまま閉鎖すればヘム環になる物質で、4個のピロル環はそれぞれ窒素原子1個ずつの完全な形になっています。

　ポルホビリノゲンのときには2個あった窒素原子がヒドロキシメチルビランを構成するピロル環では1個になっているということは、つまりこの段階で合計4個の窒素原子が化合物中から失われたということです。失われた窒素原子は4分子のアンモニアとして遊離しますが、骨髄で発生したアンモニアは肝門脈系に入らず、したがって肝臓のフィルターで除去されませんから、これは前章で述べたようにグルタミン酸に吸着されてグルタミンになります。

スクシニル CoA
（TCA 回路の炭水化物）

COOH
CH$_2$
CH$_2$
C=O
S−CoA

+

CoA + SH   CO$_2$

COOH
CH$_2$
CH$_2$
C=O
H−C−NH$_2$
H

H
H−C−NH$_2$
COOH

グリシン
（最も単純なアミノ酸）

δアミノレブリン酸（ALA）
（ヘム合成の第 1 段階）

図 9-2　ヘム合成過程①

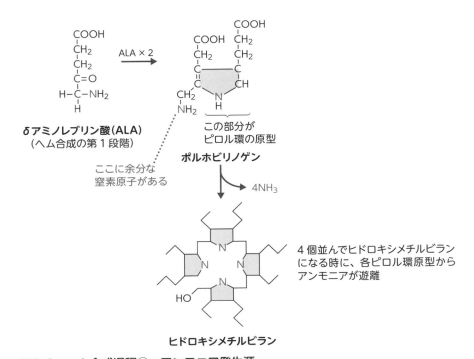

COOH
CH$_2$
CH$_2$
C=O
H−C−NH$_2$
H

ALA × 2

COOH   CH$_2$
CH$_2$ CH$_2$
C   C
CH$_2$ CH
NH$_2$ N
H

δアミノレブリン酸（ALA）
（ヘム合成の第 1 段階）

ここに余分な
窒素原子がある

この部分が
ピロル環の原型

ポルホビリノゲン

4NH$_3$

4 個並んでヒドロキシメチルビラン
になる時に、各ピロル環原型から
アンモニアが遊離

ヒドロキシメチルビラン

図 9-3　ヘム合成過程②〜アンモニア発生源

なぜ胎児期の造血は
肝臓と脾臓でなければいけないのか

　成人の赤血球造血は骨髄で行われていることは先ほど説明しましたが、胎児期初期には臍帯近傍の中胚葉で行われ、胎児期中期から後期にかけては肝臓や脾臓で行われます。これを**髄外造血**といいます。

　この髄外造血が行われる部位は、ヘム合成の過程で遊離したアンモニアを除去するうえで非常に都合のよい配置になっているのがおわかりでしょうか。胎児ではグルタミン酸も体の成分のタンパク質をつくるのに必要ですから、グルタミン酸にアンモニアを吸着する余力は乏しく、他の方法で処理しなければいけません。臍帯近傍で発生したアンモニアは臍帯動脈で母体に返せますし、肝臓や脾臓で発生したアンモニアは胎児自身の肝門脈を通して肝臓の尿素回路で処理できます。動物の体は発生途上からとても合理的につくられていることがわかります。

ヘムは再びミトコンドリアに帰る

　さてヒドロキシメチルビランは閉鎖してポルフィリン環になりますが、閉鎖のしかたにはⅠ型とⅢ型があって、自然に閉鎖すると全部ポルフィリンⅠ型になって酸素運搬特性をもてなくなってしまいます。したがってヒドロキシメチルビランがウロポルフィリノゲンⅠ型にならないようにウロポルフィリノゲンⅢ合成酵素でウロポルフィリノゲンⅢに変換、以後もⅢ型がⅠ型にならないようにしながらコプロポルフィリノゲンⅢからプロトポルフィリノゲンⅢに変換していきます。このコプロポルフィリノゲンⅢの段階でヘム合成の反応の舞台は細胞質ゾルから再び**ミトコンドリアマトリックス**に移ります（図9-4）。

　この後、プロトポルフィリノゲンⅢはプロトポルフィリンⅢに変換され、2価の鉄原子が導入されてヘムが完成します。しかし、なぜヘムはサーモンが生まれ故郷の川に戻ってくるように再びミトコンドリアマトリックスに戻ってくるのでしょうか。

ヘムはミトコンドリアの中で
鉄と出会う

　ヘム合成の場がミトコンドリアに戻ってくる理由は**導入される鉄が2価である**ということです。体内では**鉄は通常最も安定した3価の状態で貯蔵または輸送されています**（図9-4）。鉄の貯蔵タンパク質は**フェリチン**、鉄の輸送タンパク質は**トランスフェリン**ですが、鉄は3価の状態でフェリチンに貯蔵され、トランスフェリンによって骨髄に運搬されてきます。トランスフェリンは赤芽球の細胞質に取り込まれ、リソソームで3価の鉄が取り出されますが、3価鉄のままでは酸素運搬能を示さずヘモグロビンとして使えませんが、2価鉄を生体内でじかに操作するのは実は非常に危険です。2価鉄は電子軌道のエネルギー状態が高く、さらに1個の電子を放出してより安定な3価鉄に変わろうとします。こういう不安定な2価鉄をじかに取り扱える場所が、電子伝達性に供する水素原子が大量に存在するミトコンドリアマトリックスです。ちなみに生体内で鉄が2価の状態で存在しているのは赤血球のヘム分子のなかと、消化管で食物から吸収されるときだけです。

　なお2価と3価の鉄についてさらにくわしく知りたい人は、無機化学の電子配置表や遷移元素について勉強してみてください。

　こうして赤芽球のミトコンドリアはヘム合成に一役も二役も買って、粗面小胞体で合成されたグロビンタンパク質と合わせてヘモグロビンを合成しながら成熟のときを待ちます。

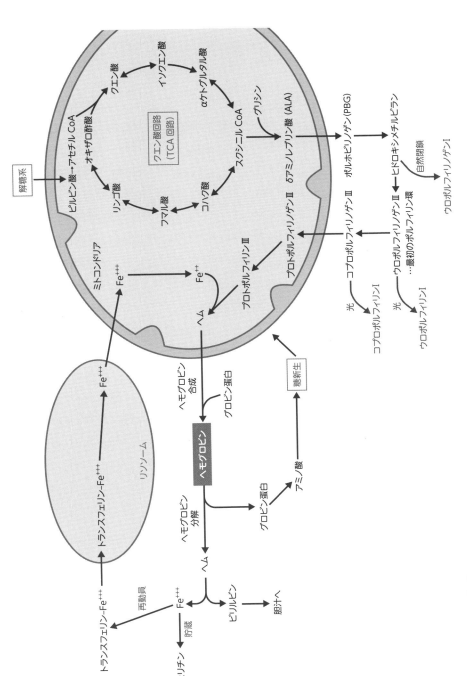

図 9-4 ヘムの合成

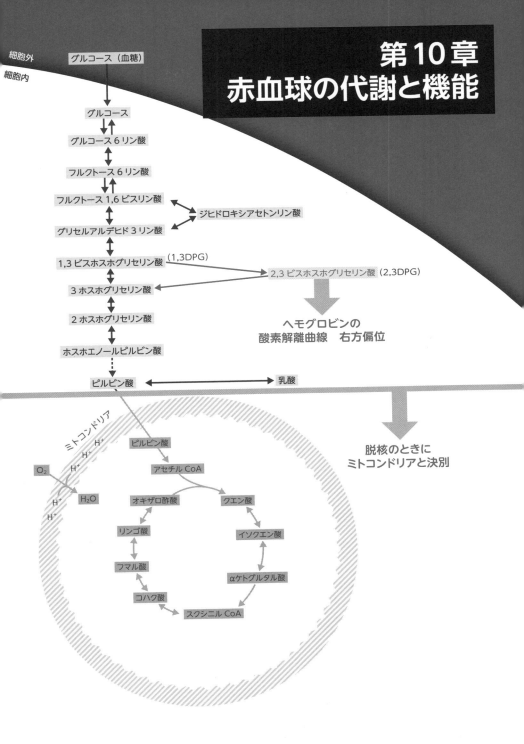

第10章
赤血球の代謝と機能

細胞外
細胞内

グルコース（血糖）

グルコース

グルコース 6 リン酸

フルクトース 6 リン酸

フルクトース 1,6 ビスリン酸 → ジヒドロキシアセトンリン酸

グリセルアルデヒド 3 リン酸

1,3 ビスホスホグリセリン酸（1,3DPG） → 2,3 ビスホスホグリセリン酸（2,3DPG）

3 ホスホグリセリン酸

2 ホスホグリセリン酸

ホスホエノールピルビン酸

ピルビン酸 ← → 乳酸

ヘモグロビンの
酸素解離曲線　右方偏位

脱核のときに
ミトコンドリアと決別

ミトコンドリア

H^+　H^+
O_2　H^+
H^+　H_2O
H^+

ピルビン酸

アセチル CoA

オキザロ酢酸　クエン酸

リンゴ酸　イソクエン酸

フマル酸　αケトグルタル酸

コハク酸

スクシニル CoA

赤芽球の脱核とは

　赤芽球のヘモグロビン蓄積が進んで成熟すると、いわゆる**脱核**というプロセスを経て赤血球として末梢血中へ出ていきますが、まず脱核とは何でしょうか。引田天功さんみたいな魔術師の脱出マジックではないのですから、あんな立派な構造をもつ核が細胞膜を破って外へ出ていくということはあり得ません。

　実は脱核という現象は**非対称細胞分裂**であって、核だけでなく、好気的エネルギー代謝やヘム合成に貢献したミトコンドリア、グロビンタンパク質合成の場だった粗面小胞体などほとんどすべての細胞内小器官と決別するのです（図10-1）。

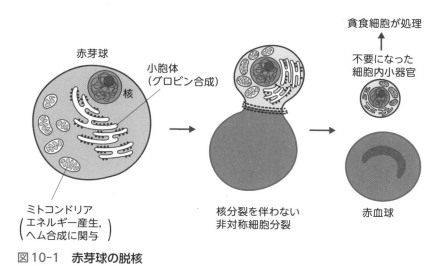

図10-1　**赤芽球の脱核**

解糖系だけが赤血球の命綱

　ミトコンドリアを失った**赤血球の代謝はすべて解糖系に依存する**ことになります。赤血球は心臓の収縮期圧に翻弄されながら受動的に血管内を押し流されているように見えますが、実は赤血球の膜の内側はスペクトリンというタンパク質の骨格がアンキリンというタンパク質によって固定されており、その細胞骨格の中にアクチンも存在しています（図10-2）。

　アクチンはミオシンというタンパク質とATPを使って相互に滑り合うことで細胞の動きを発現するタンパク質で、骨格筋の場合が最も典型的です。赤血球の膜にもアクチンがあるということは、赤血球も能動的に動くということです。赤血球はただ血流に押し流されているだけではなく、アクチンの働きで膜を変形させながら毛細血管の中を通過していくのですが、そのために必要なATPを産生する回路はもはや解糖系しか残っていません。

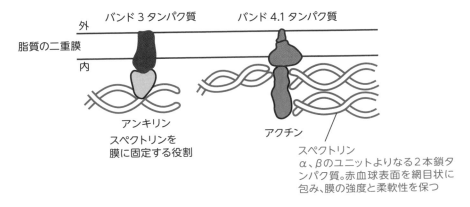

図10-2　**赤血球の細胞膜構造**
アクチンはミオシンと滑りあって赤血球膜を変形させる。これに必要なATPは解糖系のみで産生される。

赤血球の解糖系の特殊性

　しかも赤血球の解糖系には他の細胞とは異なった特徴があります（**第10章カバー図**）。赤血球の解糖系では1,3ビスホスホグリセリン酸から3ホスホグリセリン酸に至る経路で、2,3ビスホスホグリセリン酸を経由する反応が並列しているのです。通常の解糖系ですと、この経路で1分子のATPが産生されますが、寄り道をするとATPは産生されません。貴重なエネルギーをさらに減らしてしまう、と驚くかもしれませんが、後述するようにこの反応は赤血球にとって非常に大切なものです。

　ここで少し言葉の説明をしましょう。2,3ビスホスホグリセリン酸の「ビス-」は2を表す接頭語ですが、もう1つ同じ2を表す接頭語に「ダイ-」があります。2,3ビスホスホグリセリン酸は2,3ダイホスホグリセリン酸と書いてある本も多く、特に呼吸生理学関連の教科書ではこれを省略して2,3DPGと書いてあります。**2,3DPG**はヘモグロビンの酸素解離曲線を移動させる重要な因子の1つですが、後述するように赤血球の解糖系と密接な関連があることを覚えておきましょう。

ヘモグロビンの酸素解離曲線

　ヘモグロビンの酸素解離曲線（図10-3）の横軸は赤血球の現在位置における酸素分圧（mmHg）、縦軸は赤血球に含まれているヘモグロビンのうち酸素分子と結合している酸素ヘモグロビンの比率（％）です。曲線の一番右側は酸素分圧が最も高い肺胞の100 mmHgを示しており、赤血球が肺胞の毛細血管を流れているときは縦軸に示されているとおり、ほぼ100％のヘモグロビンが酸素分子と結合しているということです。

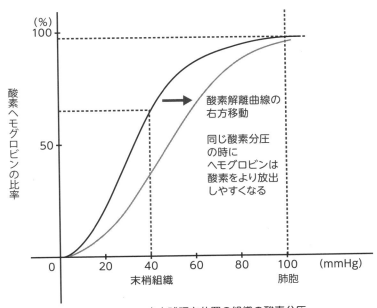

赤血球現在位置の組織の酸素分圧

図10-3　ヘモグロビンの酸素解離曲線
肺胞の酸素分圧はほぼ100 mmHgで、この時ほぼ97～100％のヘモグロビン分子が酸素と結合している。
末梢組織の酸素分圧が40 mmHgの時、約60％のヘモグロビン分子が酸素と結合しており、残りの40％が放出した酸素分子が末梢組織に供給されて電子伝達系で利用される。
酸素解離曲線の右方移動はCO_2分圧上昇、pH低下、温度上昇、2,3ビスホスホグリセリン酸（2,3DPG）上昇によってもたらされる。

赤血球が末梢組織の毛細血管に流れていくと、そこの酸素分圧は約 40 mmHg まで低下しており、するとヘモグロビンの約60 ~ 70 %が酸素と結合している、逆に言えば約30 ~ 40 %のヘモグロビンが肺胞から運んできた酸素分子を手放してしまったということになります。ヘモグロビンが手放した酸素分子は組織の細胞の電子伝達系で利用され、水素原子と結合して水になります。

酸素解離曲線の右方移動

　この酸素解離曲線が右方移動するということは、同じ酸素分圧のときに酸素と結合しているヘモグロビンの比率が少ないということ、つまり**ヘモグロビンが酸素を手放しやすくなる**ということです。どのような条件でヘモグロビンは酸素分子を手放しやすくなるのでしょうか。

　まず温度が高くなると一般的に化学反応速度が速くなり、赤血球の解糖系も反応速度が上昇して1,3ビスホスホグリセリン酸→2,3ビスホスホグリセリン酸（2,3DPG）も反応速度が上がります。2,3DPGは4個のユニットよりなるヘモグロビン分子の2つのユニットに結合して分子を変形させ、酸素分子を解離させる作用を示します。そのため、温度上昇または2,3DPG濃度の上昇は酸素解離曲線を右方移動させます。

　次に末梢組織のピルビン酸脱水素反応やTCA回路で産生された二酸化炭素の大部分は赤血球によって肺胞まで運搬されますが（図10-4）、その際に炭酸が水素イオンと重炭酸イオンに解離することが酸素解離曲線に影響を与えることになります。
　図10-4のイオン解離の平衡が右へ傾いて水素イオンが増加すると、水素が酸素ヘモグロビンを還元して酸素分子を手放させることになります。つまり組織の二酸化炭素分圧が上昇するとイオン解離の平衡が右へ傾く、また組織のpHが低下するとそれを中和しようとして重炭酸イオンが消費されるのでやはりイオン解離の平衡が右へ傾く、結果として増加した水素イオンによってヘモグロビンの酸素解離曲線は右方移動するというわけです。

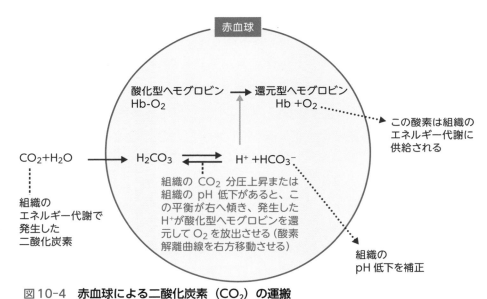

図10-4　**赤血球による二酸化炭素（CO_2）の運搬**

赤血球は自己犠牲の健気な細胞

　ところで赤血球はなぜ核とともにミトコンドリアまで手放したのでしょうか。赤血球の役目は肺胞と末梢組織を循環して酸素を運搬することです。自分にも好気的代謝をするミトコンドリアがあれば、末梢組織に運ぶべき酸素をつまみ食いしてしまう、だから赤芽球は成熟して赤血球になるときにミトコンドリアを手放すように運命づけられたのでしょう。何とも健気な細胞だと思います。しかも通常の解糖系ならば1,3ビスホスホグリセリン酸から3ホスホグリセリン酸に変わるところで1分子のATPを得られるところ、高温やアシドーシスなどの厳しい状況下ではその乏しいATP産生を犠牲にしてまで末梢組織により多くの酸素分子を配給するようにつくられているのですから、人間に例えれば非常に崇高な奉仕の精神だと思います。

ちょっと寄り道

細胞の骨格

　脊椎動物の骨格がそれぞれの形や機能を決定づけているように、個々の細胞にも細胞骨格と呼ばれるタンパク質の構造があり、機能面から大きく3種類に分類されています。

　名称とギャップがありますが、一番太いのが**微小管**と呼ばれるもので、細胞内小器官の動きを制御するフィラメントです。高校生物でも習った一番典型的なのが、細胞分裂で染色体を細胞の両極へ導く紡錘糸と呼ばれる構造ですが、他にも例えば粗面小胞体で産生された分泌物を含む小胞を細胞膜の場所まで運ぶための微小管も細胞内に張り巡らされています。

　次に最も細いのが**アクチン**で、これは細胞自体の動きを制御するフィラメントです。アクチンは細胞の運動の方向に沿って細胞内に線路のように伸びており、ミオシンというタンパク質がATPを分解してエネルギーを産生しながらアクチンの上を滑って細胞を動かします。ちょうどアクチン

という線路の上をミオシンという機関車が走るようなイメージで、ATP分解酵素をもったミオシンはモータータンパク質と呼ばれることもあります。最も典型的なのが骨格筋のアクチンとミオシンで、筋肉細胞内にはアクチンフィラメントが整然と並んで、最大限の細胞の動き（筋収縮）を発揮できるようになっていますが（図10-5）、他にも白血球のアメーバ様の動きとか、細胞分裂で細胞がくびれて2つに分かれる動きなども、およそ細胞が動く現場ではアクチンが働いているのです。

　最初に述べた微小管にも細胞内小器官を動かすときに一緒に活動するキネシン、ダイニンという特有のモータータンパク質があり、ここでももちろんATPを分解したエネルギーが使われています。

　3番目の細胞骨格は**中間径フィラメント**という芸のない名前ですが、これは文字通り骨格と呼ぶにふさわしく、細胞の形態を決めるフィラメントです。顕微鏡で観察すると体の中には大きな細胞、小さな細胞、丸い細胞、細長い細胞などその形は千差万別ですが、それぞれの細胞に特有の中間径フィラメントがそれぞれの形態を決定しています。建物の柱や梁に相当する構造なので対応するモータータンパク質はありません。（表10-1）

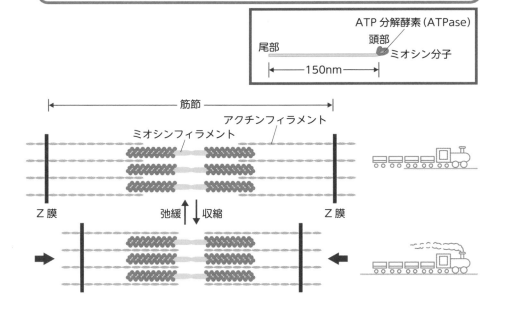

図10-5　**モータータンパク質**

表 10-1　細胞骨格の種類

	直径	機能
微小管	25 nm	● 中心体により形成され、細胞内小器官の動きを制御 ● モータータンパク質のキネシンとダイニンが微小管のフィラメントに沿って滑ることで細胞内小器官が動く ● 細胞分裂で染色体を両極方向へ誘導する紡錘糸が典型的。分泌顆粒やリソソームなどの動きも微小管が制御 ● キネシンとダイニンは、細胞によっては細胞内小器官の動きの方向で分業している
アクチン	5～9 nm	● 細胞自体の動きを制御する ● モータータンパク質のミオシンがアクチンのフィラメントに沿って滑ることで細胞が動く ● 筋肉が典型的。腺組織の分泌運動、白血球などのアメーバ運動、細胞分裂で細胞が割れる細胞質分裂などの動きもアクチンとミオシンが制御
中間径フィラメント	10 nm	● 細胞や核膜の形態を決定し、物理的強度を保つ。動きとは関係ないため、モータータンパク質をもたない ● ケラチン（上皮組織）、デスミン（筋肉）、ラミニン（核膜）、GFAP（神経細胞）など多彩であり、それぞれの組織の細胞が機能を果たせるような最適な形態を保持する

モータータンパク質：ATP を分解してエネルギーを産生しながらアクチンや微小管のフィラメント上を動くタンパク質のこと。細胞骨格の線路に対する機関車に相当する。

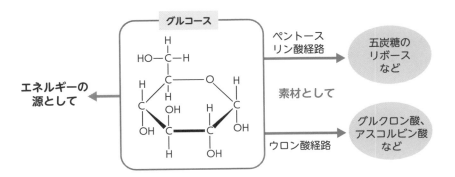

燃料にならないグルコース〜
五炭糖経路

　これまではグルコースといえば動物のエネルギーの源となる燃料、つまり解糖系の出発点としてのグルコースを考えてきましたが、我々の工業社会でも貴重な燃料である石油からビニールやプラスチックなどの化学製品をつくるように（図11-1）、**グルコースにも燃料以外の素材としての側面**があります。

　解糖系やTCA回路に比べると非常に複雑な反応で、覚えるのも大変ですが、最後にグルコースから生体の素材を合成する**五炭糖経路**についても簡単に触れておきましょう。

　この経路には**ペントースリン酸経路**と**ウロン酸経路**の2つがあり、どちらもATP産生には関与しませんが、生体にとって非常に重要な素材を供給します。なお、複雑な化学反応の過程で、本来六炭糖であるグルコースから二酸化炭素として炭素原子を引き抜いた五炭糖が出現することから五炭糖経路と呼ばれますが、実際は炭素原子数は3個から7個までさまざまに変動します。

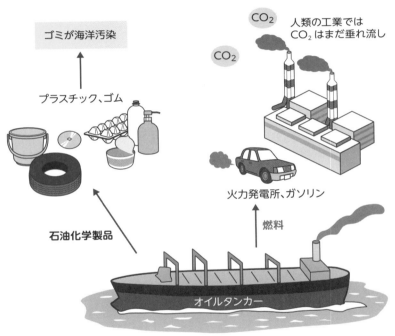

ゴミが海洋汚染

プラスチック、ゴム

CO₂

CO₂

人類の工業では
CO₂ はまだ垂れ流し

石油化学製品

火力発電所、ガソリン

燃料

オイルタンカー

図 11-1　石油の使い道

五炭糖経路の産物

　ペントースリン酸経路では、**核酸やＡＴＰの素材**になっている**五炭糖の
リボース**が産生されます。また**第6章**で述べた脂肪酸合成という還元反応
に必要な水素原子を供給するのはNADHではなくNADPHに限られます
が、NADPHの重要な供給源でもあります。

　もう1つの**ウロン酸経路**ではグルクロン酸が産生されますが、これはさ
まざまな**物質が胆汁や尿中に排泄されるときに抱合される物質**です。寿命
の切れた赤血球のヘモグロビンを分解した際にヘムの分解産物として生成
される間接ビリルビンに抱合されて直接ビリルビンに変換するのが有名で
すが、ステロイドホルモンの排泄や一部の薬剤の解毒にも利用されます。

　また人間を含む霊長類、モルモット、コウモリ、一部の鳥類と魚類では
アスコルビン酸をビタミンＣとして食事で摂取しなければ壊血病の危険に
晒されますが、他の動物種ではウロン酸経路でアスコルビン酸を合成する
ことができます。

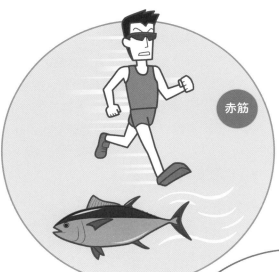

赤筋

代謝のちがいは…？

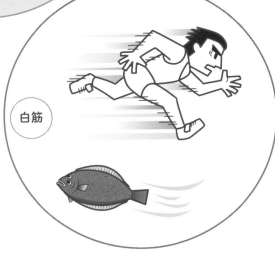

白筋

解糖系しか使えない細胞もある

　動物が動くためのエネルギーであるATPは、解糖系、TCA回路、電子伝達系の３つの化学反応でしかつくれないことはこれまで総論的に見てきたとおりですが、体の中のすべての細胞が同じようにこれらの化学反応を行っているわけではありません。すでに**第10章**で述べましたが、赤血球は核とともにミトコンドリアも失ってしまっているので、赤血球のATPは解糖系だけで産生されています。また皮膚や口腔粘膜を覆っている重層扁平上皮の細胞は、外部の刺激から内部を守るために何層にも積み木のように積み上がっていますので、上層の細胞は血管から酸素を受け取れません。したがって重層扁平上皮の細胞もミトコンドリアはもっていてもエネルギー産生は解糖系に頼らざるを得ないはずです（図12-1）。

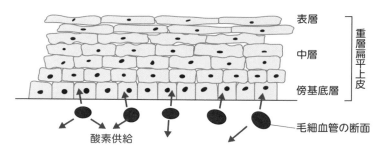

図12-1　重層扁平上皮の模式図
重層扁平上皮は、刺激から内部を保護するために、細胞が何層にも重なっている。毛細血管から酸素を受け取って好気的代謝ができるのは傍基底層の細胞だけ。

赤筋と白筋

解糖系優位の細胞は何かという医療系の国家試験をめざす人たちに定番の問題があります。正解は赤血球と筋肉です。筋肉については**第3章**でも少しお話ししましたが、ここでは赤筋（遅筋）と白筋（速筋）についてもう少し詳しくまとめておきましょう。

赤筋はマラソンランナーの筋肉とも呼ばれ、長距離を回遊するマグロのような赤身の魚、白筋はスプリンターの筋肉とも呼ばれ、岩陰からすばやく餌に食いつくヒラメのような白身の魚ということくらいは、最近よく知られるようになりました。では赤筋と白筋の本質的な違いは何でしょうか。

瞬発力の白筋

動物は敵から身を守ったり目前の餌に飛びかかったりするときには、とっさに強力な筋肉の収縮を必要とします。交感神経系や内分泌系によって心臓や肺の活力を高めてから、などという悠長なことはしていられません。それでとりあえず現時点で**筋線維（筋細胞）がもっているあらゆるものを総動員して瞬発力を発揮するのが白筋**です。

白筋は赤血球が運んでくる救援物資の酸素の供給を待たずに、**解糖系だけでATPを産生**しますが、平時から筋線維（筋細胞）中に蓄積しておいた高エネルギーリン酸結合をすべて惜し気もなく放出します。高エネルギーリン酸結合はもちろんATPとして蓄えられていますが、骨格筋にはもう1つ、**クレアチンリン酸**という形でも蓄えられています（図12-2）。これは当面利用しないATPの高エネルギーリン酸結合をクレアチンに預けて貯めておけるエネルギーバックアップシステムで、白筋には豊富に存在します。

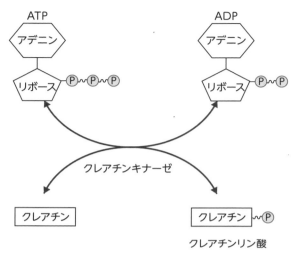

図 12-2　クレアチンリン酸のシステム
クレアチンは当面利用しないATPの高エネルギーリン酸結合を預かる形で、筋肉内にエネルギーを貯蔵する。

持久力の赤筋

　一方、**長時間にわたって黙々と収縮し続ける赤筋**は、ミトコンドリアの**TCA回路と電子伝達系**によって効率よくATPを産生しながら働き続けます。好気的呼吸で酸素の需要量が大きいですから、筋線維（筋細胞）中に**ミオグロビン**というバックアップシステムを豊富にもっています。これはヘモグロビンと同じヘム環をもって酸素を保持できるタンパク質で、筋肉（赤筋）はこれが含まれているため、赤い色をしているのです。

　ヘモグロビンの酸素解離曲線（**第11章**図11-3）はS字形をしていましたが、ミオグロビンの酸素解離曲線はヘモグロビンより上にあって、もっと単純な形をしています（図12-3）。これはヘモグロビン分子はヘム環を4個持った四量体なので、酸素分圧が低下して1個のヘム環が酸素を放出すると、同じ分子内の他の3個も次々と放出して、酸素飽和度が急速に低下するのに対し、ミオグロビン分子はヘム環1個の単量体なので、1つが

酸素を離しても、他には影響しないからです。自由気ままな独り旅と違って、4人で旅すると他のメンバーの意向にも旅程が影響されるようなものですね。

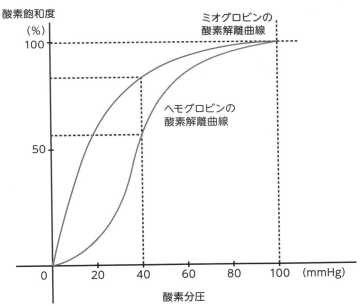

図12-3　ミオグロビンの酸素解離曲線
同じ酸素分圧のもとで、ミオグロビンはヘモグロビンよりも高い酸素飽和度を示すので、赤血球が放出した酸素分子と結合して筋肉内に溜めこんでおくことができる。

代謝は脳が最優先

　身体の一番上で威張っている脳は平時はグルコースしか代謝しません。他の臓器のように脂肪酸を分解する**β酸化（第5章）の機能がない**のです。飢餓状態になってもβ酸化は発動せず、肝臓がβ酸化の副産物として合成したケトン体を利用します。ケトン体はTCA回路で回しきれない余剰のアセチルCoAから合成されますが、脳ではこれを再びアセチルCoAに戻してTCA回路で利用します。

　こうして脳がグルコースしか代謝しない殿様なので、割を食う格好で他の重要臓器の肝臓や心臓などは脂肪酸で我慢しなければなりません。

　空腹時の心臓のエネルギー産生は脂肪酸のβ酸化に60％以上依存していますが、β酸化はアセチルCoAの好気的代謝を前提としていますから、心筋は血流途絶による酸素欠乏に非常に弱いのです。ですから冠状動脈の閉塞が起こったら、心筋梗塞を防ぐために1秒を争う救急搬送が必要なわけです。

　しかし同じ横紋筋でも他の骨格筋はβ酸化への依存度が低いうえに、心臓と違って随意的収縮を休んでいれば筋肉内に蓄えられたグリコーゲン（**第4章**）だけでかなりもちこたえますから、長時間の血流途絶にも耐えることができます。

がん細胞は解糖系優位

がん細胞は解糖系優位であることが知られています。なぜ瞬発力も必要としないがん細胞が解糖系優位なのでしょうか。

がん細胞は無秩序な増殖をしますから（**図12-4**）、必ずしも十分な血流のある場所ばかりにいられるとは限りません。増えすぎた仲間たちがひしめくがん組織の中で、酸素がなければ代謝を維持できないような細胞は"がん"として生きることが難しいのではないかと思います。

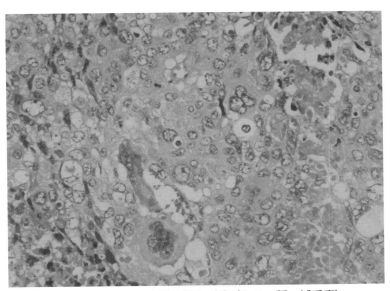

図12-4　無秩序にひしめくがん細胞（肺がんの一種：絨毛癌）

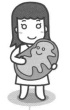

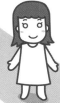
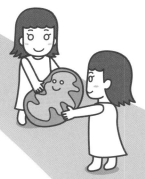

こんにちは、僕はミトコンドリオンです。あ、誤植じゃありませんよ。ミトコンドリア（mitochondria）は複数形で、それが単数になるとミトコンドリオン（mitochondrion）になるのです。失礼しました。

　さて生物の歴史の一番初めの時代に、太古の海のなかでまだバクテリア生活をしていた僕たちの遠い祖先が気まぐれな原始細胞に食われて以来、僕たちの仲間は彼らにエネルギー産生のノウハウを提供してきました。そして特に動物細胞は僕たちがいなければ一瞬たりとも生きていけないこともおわかりいただけたと思います。

　そのノウハウは僕たちの祖先がもっていたミトコンドリアDNAに書き込まれているのですが、僕たちの一族はそれを原始細胞の核に引き渡すことはしませんでした。それを引き渡してしまったら、僕たちはただの異物としてリソソームに消化されてしまったでしょう。その結果、僕たちは原始細胞の細胞質に安寧のパラダイスを見つけ、その代わりに彼らにエネルギーを供給するという平和的共存を続けてきたのです。

　地球上の人たちのミトコンドリアDNAを調べると、10数万年前にアフリカに住んでいた1人の女性にまで遡ることができるそうで、この女性を**ミトコンドリア・イブ**とよんでいます。僕たちの仲間が共存していたと推定される最初の女性ということですが、ミトコンドリア・アダムはいません。なぜならミトコンドリアDNAは必ず母親から子どもに伝わるからです。精子に含まれる父親のミトコンドリアは、父親側のゲノムを母親側のゲノムが待つ卵子の細胞まで運ぶ長い旅路の果てで使命を終え、子どもは卵子の細胞質に含まれていた母親の卵子のミトコンドリアを受け継ぎます（図）。つまりあなたが男であれ女であれ、あなたのミトコンドリアは100％母親由来のものなのです。

　ミトコンドリアDNAに異常のある疾患もありますが、それらはメンデルの法則とは無関係に、母親から男女の子どもに遺伝しますので、これらはミトコンドリア遺伝とか、母系遺伝とか、細胞質遺伝などとよばれています。

全人類の共通の遠い遠い母系祖先であることが確認されたミトコンドリア・イブの時代からよい関係を築いてきたお陰で、僕たちも安住の繁殖場所を得ましたし、人類も動物界の支配者としての地位を獲得したわけですね。

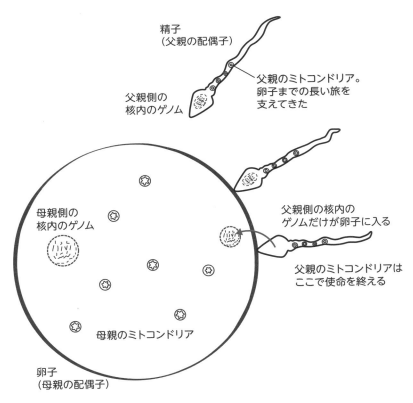

精子
（父親の配偶子）

父親のミトコンドリア。
卵子までの長い旅を
支えてきた

父親側の
核内のゲノム

母親側の
核内のゲノム

父親側の核内の
ゲノムだけが卵子に入る

父親のミトコンドリアは
ここで使命を終える

母親のミトコンドリア

卵子
（母親の配偶子）

図　ミトコンドリアDNAの遺伝

索 引
INDEX

数字・その他

欧文

A〜F

G〜V

和文

あ行

か行

おわりに

　大学の医療系の学部や学科に進学しながら、医療系の科目が苦手だとか、好きでないという学生さんが多いことに驚きます。生化学に限らず、解剖学、病理学、生理学、微生物学、免疫学……など、など。確かに医療系の科目は膨大な知識を覚えなければいけないものがあまりに多く、希望に胸をふくらませて学習を始めてはみたものの、その膨大な知識の量に圧倒されて茫然と立ちすくんでしまう学生さんの何と多いことか。彼らはまるでコロンブス船長に率いられたサンタ・マリア号の水夫たちのように、前途に不安を感じて文字通り途方に暮れているのです。

　高校過程の基本的な生物学を学び終えたばかりの人たちに、さらに高度な医学・生物学を学習して貰うためには、いま学んでいるこの知識は将来どの分野につながっていくのかをしっかり指し示してあげなければいけません。ベテランのヨットマンが単独で大洋に出帆できるのは、その波頭の先に次の大陸があることを確信できているからです。

　どんな分野でも知識の習得には、必ず暗記と全体像の把握の2つの要素が含まれます。目先の単位をとるために、とりあえず必要な知識の丸暗記だけを主張する人たちがいますが、それは海図もなしに闇雲に船の出港を命じるのと同じです。特に大学教育の場では、一生懸命学問して、ある特定の分野で優れた業績を上げ、立派な論文を書かれた先生方が教鞭をとっておられますが、そういう先生方はご自分の得意分野だけを深く講義するのではなく、医学・生物学の海に船出する学生さんたちの気持ちに寄り添って、もう一度基本的な全体構造を改めてじっくり検討しなければいけません。

本書はミトコンドリアが関与する膨大な代謝の知識を徹底的に圧縮して、一つの全体像として提示することに重点を置いて執筆しました。したがって個々の知識については、その道の専門家の方々から見れば不十分だとか、省略しすぎだということも多々あるかもしれません。しかしそれらは学生さんたちがいったん全体像を把握してから、もう一度興味のある分野に立ち返り、自分でいろいろ調べて知識の肉付けをしていけばよいのであって、そういうタフな学生さんこそが今後の医学・生物学を発展させてくださるものと信じています。

　これまで出版の実績もなく、どこの馬の骨とも知れぬ私の原稿の出版に尽力してくださった間馬彬大さん、中田志保子さんをはじめ羊土社の皆様に感謝いたします。また学生時代に受けた私の講義をほどよく忘れた頃の卒業生である小倉令子さんにはお忙しい中、わざわざ有給休暇を使って、読者の視点から本書の内容をゲラ刷りの段階でチェックしていただきましたことを感謝いたします。
　そして丸暗記の強制を嫌い、全体像を踏まえて理詰めで理解させるという私の信念を、「田中君は昔からそういう考え方をしてたね」と強く後押しして励ましてくださった小児科医時代の恩師である小林登先生、ありがとうございました。

　最後に、そもそも私がこのような本を執筆できる基礎を身に着けることができた発端は、学生時代に山川民夫先生の生化学の講義を受けたことでした。化学が苦手で嫌いだった私がなぜかクラスの生化学の連絡委員になっており、かなり頻繁に先生の部屋にお邪魔していました。ある時、「どうしたら生化学が好きになれますか」とお尋ねしたら、この程度の本を読めば生涯生化学が好きになれるよと教えてくださったのが、ハーパー（Harper）の生化学の教科書でした。生化学委員を拝命していた手前、必死に頑張って3年生の夏休みにハーパーの原書を読み通したところ、確か

に生化学とは無縁な分野に40年以上も従事していた割には、まだこの本を書ける程度の知識が残っていたことに驚いています。読者の皆さんも本書を読んで興味をもってくださったら、ぜひ本書を手引きにして生化学の本格的な教科書に挑んでみられたらよいと思います。

田中文彦

◆著者プロフィール

田中 文彦 （たなか ふみひこ）

1970年私立武蔵高等学校卒業、1977年東京大学医学部卒業。東京大学附属病院小児科で1年間研修後、都立築地産院、遠州病院、都立母子保健院で周産期医療実践。遠州病院では妊娠分娩ケアから新生児医療までを一貫したプロセスで管理するという、当時としては斬新な方法で劇的に低い周産期死亡率を達成した。1984年から東京大学病理学教室と病理部で病理診断に従事、1992年から帝京大学病院病理部助教授、2006年から帝京大学医療技術学部臨床検査学科教授。2017年に退職して同大名誉教授。

この間ずっと医学部学生時代に原語で通読したハーパー生化学の内容のおぼろげな輪郭は常に頭のなかにあり、臨床検査技師をめざす学生たちには本来担当すべき解剖学や病理学のほかに生化学や生理学も講義していた。私の卒業した高等学校の教育方針は「自ら調べ、自ら考える」、つまり本を読んだり先生の講義を聴いてただ知識を増やすだけでなく、自分でも問題を考えて自分なりの答えを見つけなさい、ということ。

ハーパーのような大きな教科書も、ただ通読するだけでは膨大な知識の集合体に過ぎないが、自分なりに問題点を洗い出して答えを探そうとしながら読むと、解剖学や病理学や生理学との知識の接点も見えてきて、人体に関する知識がひとつながりになって深まってくる。まさにそれこそが「ひとつながりの秘宝（ONE PIECE）」なのではないかな。

そういう知識をひとつながりにする講義は概して学生には好評で、臨床検査学科在職中に学生に対して施行した授業評価（講義アンケート）の自由記入欄で、私の講義がよかった点を列挙する学生は多かったが、よくなかったと指摘する学生はほとんどいなかった。学生に"自ら調べ自ら考え"させるにはどうしたらよいか、世のなかにはさまざまな教育の専門家がさまざまな教育方法を提唱されているが、私はそういうものも参考にしながらも、やはり自分の頭で自分なりの教育法を編み出したのである。

現在はインターネットの世紀ともいえる21世紀になっている。ネット上にはどんな知識の断片でも簡単に検索することが可能だが、それらをもとにもう一度自分の頭で調べなおし、自分の頭で考えるという訓練、その大切さをいかにして次の世代に伝えるか、定年後の余暇を利用して考えていきたいと思っている。

忙しい人のための代謝学

ミトコンドリアがわかれば代謝がわかる

2020年4月15日　第1刷発行	著　者　田中文彦
2023年3月10日　第4刷発行	発行人　一戸裕子
	発行所　株式会社 羊 土 社

〒101-0052
東京都千代田区神田小川町2-5-1
TEL　03（5282）1211
FAX　03（5282）1212
E-mail　eigyo@yodosha.co.jp
URL　www.yodosha.co.jp/

© YODOSHA CO., LTD. 2020
Printed in Japan

ISBN978-4-7581-1872-9

印刷所　日経印刷株式会社

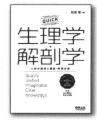
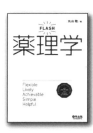
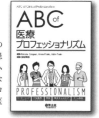
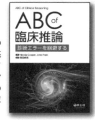

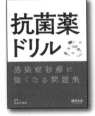
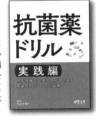
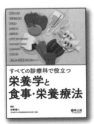
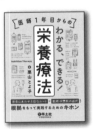

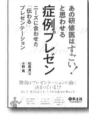
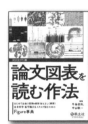
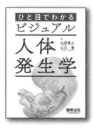
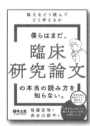